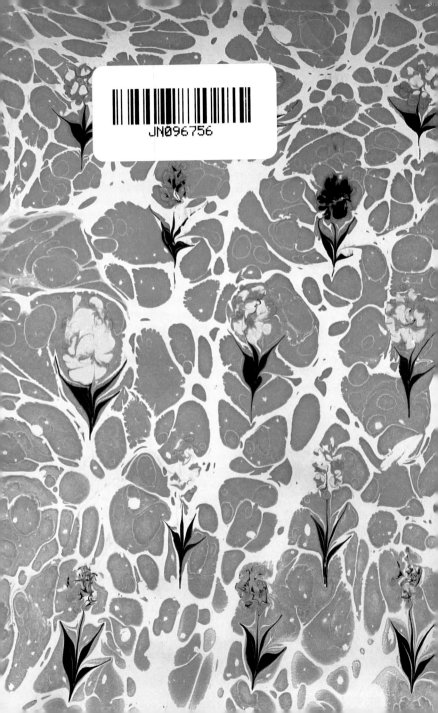

序文

マザー・水野に寄せて

水野敏子さんは私にはマザー・テレサに重なって見える。

内からあふれる熱意と正義から、思い立ったら躊躇せずに即実行されるところは、齢を重ねられた今でも変わらず、純真で若々しい。患者の為に正しいと思うことは憚りなく貫き、必要とされるならベトナムでもどこにでも足を運ばれてきた。

あふれるばかりの愛と技術と言葉を、力強い実行力で多くの方に提供されてきた。

一九九八年あいちホスピス研究会でお会いして以来名古屋掖済会病院緩和ケア病棟にナース教育にお招きするなど長い間お付き合いいただいている。昔ながらの「看護婦」のあり様が、今の看護師の目にはどう映るだろうか。

この本に「マザー」を感じていただけることを願う。

みずほ在宅支援クリニック
家田秀明

看護はよろこび

—緩和ケアの現場から

もくじ

挿画　犬丸宣子

看護はよろこび

——緩和ケアの現場から

Ⅰ　生い立ち

今でも忘れられない目に焼き付いた光景がある。それは、私が中学二年生だったときに見送った先輩たちの姿だ。先輩たちは、集団就職列車始発の駅まで行くバスに乗り込むと、親兄弟との別れに悲鳴に近い声を出して、はばかることなく大声で泣いていた。

当時、日本各地から中学を卒業したばかりの子供たちが「金の卵」と重宝されて、集団就職列車に乗ったのだった。この時私もそれに並ぶのだと決意した。働きながら看護婦の資格を取るために。

私は、宮崎県西臼杵郡高千穂町（旧上野村）で生まれ育った。山間の、神話と伝説の故郷《ふるさと》である。母は、敗戦が迫る満州で、三人の子がいる人の後妻となって引き上げて来た。その後夫が結核で病死、私を含めて四人の子どもを育て上げた。田舎で定職はない。苦労を重ねたが、私が小学三年生の頃、幸運にも村の雑貨屋を任されると、やっと暮らしが落ち着いた。崖下に

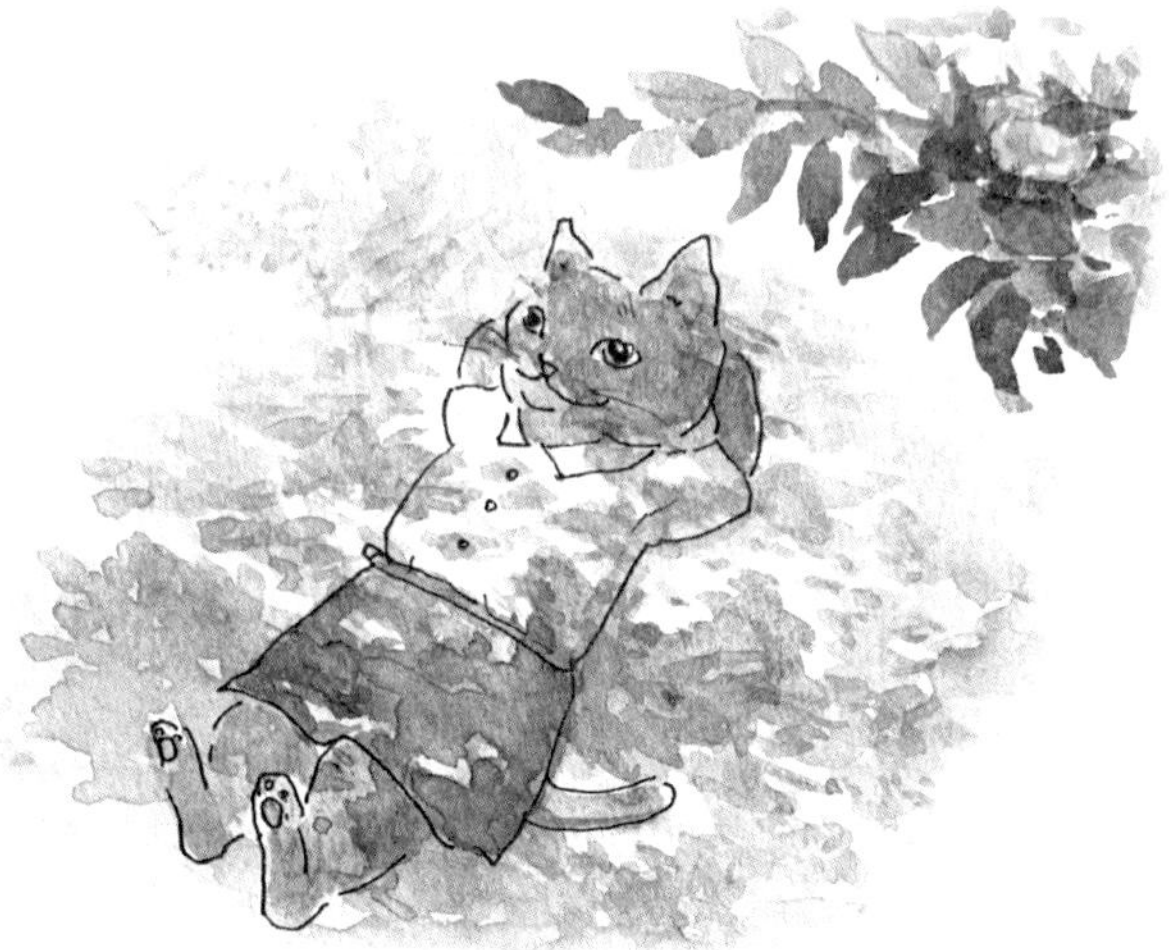

建てられた二階家は、二階の床が崖上の道路と地続きのようで、裏から見れば道路にへばりついた格好だ。一階の前の畑に、大きな柿の木が茂っていた。私は、学校から帰ると、この二階の部屋に寝転んで、柿の木の木漏れ日を感じながら考え事をするのが好きだった。看護婦になった自分を夢見たのも、この場所だった。柿の木に問いかけると、風で葉がそよぎ、まるで応えてくれているかのように感じた。

幼いころから、大きくなったら「かんごふさんになろう」と決めていた。
きっかけは、病院の付添婦の仕事も時々していた母について行った時のことだ。四、五歳だったと思う。夏の日で、私の足は、何か所も蚊に刺されたあとが膿んで、とびひ状態になっていた。それを目にした看護婦さんが軟膏を塗ってくれたのだ。この時のすーっと痒みが治まっていく感覚と、優しい表情の看護婦さんの手の動きが、白い制服と相まって、私を魅了した。その時以来「かんごふさん」は私の憧れの職業だった。

中学生になると、医療関係のテレビドラマにも夢中になった。NHKで放映したアメリカのドラマ「看護婦物語」、同じ、NHKの「素顔の青春」などである。これらのドラマは私の看護婦へのあこがれをより強めた。

Ⅱ　看護婦を目指して

そして私も、集団就職列車に乗る日がやって来た。

その頃、私の中学校では、定時制高校に通わせて貰える条件で、女子は紡績工場に就職するか、病医院に住込みで働きながら、准看護婦の資格をとるという時代であった。

私の場合は、情報が乏しい中、中学校の職員室で偶然見つけた「名古屋市医師会准看護婦学校」のパンフレットが行き先を決めた。こうして、私も先輩たちに続いて宮崎を離れ、名古屋駅に降り立ったのである。

それからの私の人生は、看護を必要としている人々と、その家族のそばにいることに費やされる日々だった。そして今、ようやく時間的なゆとりができた。定年を迎えたのである。振り返れば一九六〇年代から今日まで、病院の風景も看護師（看護婦）のさまも随分と変わった。しかし、ひとつだけ変わっていないことがある。ケアの対象が「ひと」だということである。

そこで、ケアの対象、「ひと」に目をむけてみたい。

「ひと」は、私たちの看護を受けて幸せを感じることが出来ているだろうか。私たちは困難な状況の時に、そばにいてあげているだろうか。怖がらなくていいと、慰めてあげているだろうか。

マニュアル通りに進む看護に「ひと」を置いてきぼりにしていないだろうか。「ひと」がどれだけ心細いかについて気が回らない程に、マニュアル厳守で忙しいのが現実になっていないだろうか。目の前にいる患者さんを見ずに、コンピューターのモニター画面ばかりを見詰めていないだろうか？

私の名刺には「看護はよろこび」と記されている。それは、ある時の医師との議論から、つい口に出た言葉。私のやり方が看護師の域を超えていると非難した医師に、私は、「先生、看護はよろこびなんですよ」と反論したのだ。以来それが私の信条になった。今では、講演などの時プロフィール欄に信条を書く機会があると、必ずそれを書くことにしている。

看護師が誠心誠意患者さんの為にしていることに対して、それは看護師の役割なのか？という場面が生じる場合がある。医療分野の専門性は、資格の意味では分業が明確だ。しかし、二十四時間機能している訳ではない。

一例を挙げてみよう。目の前の患者さんが呼吸困難感を訴えたとする。呼吸介助法をすれば安楽になることが分かっている。しかし、時間帯によっては呼吸理学療法士がいないか、雇用がない病院、施設がある。そこで、看護師が行う呼吸介助法によって、安楽な呼吸を取り戻せたとしたら。そっと、手を添えるだけでもいい。看護師の「域」なんて存在しないのだ。

看護によって、不安や痛み、苦しさ、生き辛さが軽くなる体験を重ねたこと。この体験をこれまで出会ったすべての患者さんとその家族、仲間たちと共有したいと思うに至った。

そして、今、看護や介護を目指している学生さんにもこの思いが届くことを夢見ている。

勿論、病気や病院と無縁の人たちにも読んでいただきたい。

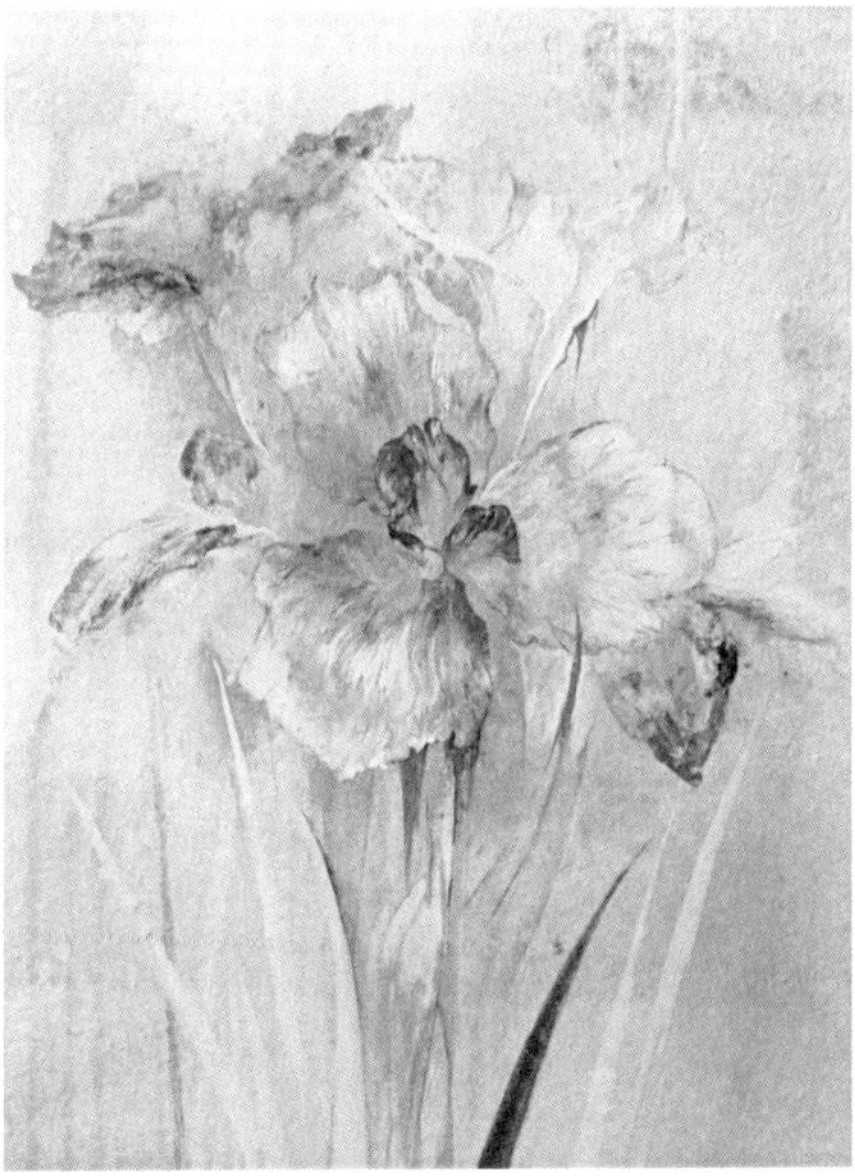

1. 私の修行時代　見習い看護婦として

私の出発点は、「見習い看護婦」と呼ばれた、医療界では目立たない場所からだった。

―ここは何科?―

一九六六年（昭和四十一年）三月、小さなカバン一つで私は名古屋入りした。病院は、十九床の個人病院である。院長の下、看護スタッフは、超ベテランの高齢の助産婦を筆頭に、准看護婦一人、私を含む六人が見習い看護婦の計八人の所帯であった。病院に着くと「いつから働く?」と聞かれた。私は働きながら学校に行くために来たのだから躊躇なく「すぐ働きます」と返事をした。

だが、実際はどうしていいのか分からずに返事をしてしまったのだ。カバンを置くと直ぐに、白衣とナースシューズを渡された。体重四十八キロくらいだっただろうか。白衣はダブダブ、シューズもスポスポだったが、こういうものかと思って白衣を引きずりながら、早速院長回診について行った。威厳を持って回る院長の後に従ったのだった。

ところがさっぱり分からなかったのは、外科の病院だと思って勤め始めた病院なのに、包帯を巻く機会がなかったことである。（外科といえば包帯しか思い浮かばなかった。）次の日も次の日も包帯を巻くことはなかった。

四日目、さすがにおかしいなあと思って外の看板を見に行って驚いた。産婦人科・内科・外科・皮膚科、と書いてある。特に、産婦人科が太い赤字で強調してあった。

悲しいかな、村で聞いたことのない言葉だった。産婦人科？　産む？　実は、就職に当たって何科を希望するか？　と医師会から問い合わせがあったが、なにしろ、村立の中学生だった私には全く情報がない。村にあった病院の看護婦さんは、いつも患者さんに包帯を巻いていたイメージしかない。何科と尋ねられても答えようがなかった。そこで、適当に「外科」と書いて返事をしたのだが、他に何科があるのかも知らなかったので、そう答えざるを得なかったのだ。

「外科」と書いたものの、その漢字を「げか」と読むと知るのは、大分後になってからで、当時は「がいか」だと思っていた。産婦人科が何であるのかも、病院に勤めて初めて知ったのだった。私は、准看護婦と看護婦の免許がどう違うのかも知らなかったくらい、全く無知のまま勤め始めたのだ。

―勤労学生になる―

一九六六年（昭和四十一年）三月末に就職し翌月の四月、准看護婦学校に無事入学出来た。教室が改築中で、中卒と高卒の両方が同じ教室で勉強せざるを得なかった。一クラス何と百三十六人の大所帯である。

私の病院では、六人の見習い看護婦のうち私だけが昼間の准看護婦学校で、五人は夜間部に通学していた。（当時は夜間部があったのだ。）私の場合、午後一時から夕方までの学校となると、ちょうど開業医は中休みの時間帯である。毎日、朝から昼まで働き、午後から夕方まで学校、夕方から再び働いた。労働の間に学校に行くという日々を送った。

外来が終わるのが夜八時頃になり、婦人科の手術がある時は外来が終了してから手術が始まる。その補佐もしなければならないので休む間もない。唯一睡眠不足と疲労を取るのは通学の市電の行き帰り、車中で居眠りをすること。窓を開放した市電の風の心地よさは格別だった。どこまで行っても電車賃が十五円だった時代である。

―寮生活―

寮生活というのも初体験だったので、今から思えば寮とは言えないような所に寝泊まりしながらも、疑問を抱きもせず二年間を過ごした。

就職した病院は二階建てで、幾つかの個室の他に、三つの大部屋があった。その大部屋の一つが寮として寝起きした場所で、二段ベッドが四つ、その内の一つのベッドとタンス一段が私のスペースである。私物というものをほとんど持ち合わせていなかったので、不自由はなかった。風呂（薪風呂）は職員専用とはいえ、トイレは患者さんと共用なので、夜間パジャマ姿で良く鉢合わせしたものだ。

ある夜の出来事である。パジャマ姿でトイレに行こうとすると、廊下の窓の外に人影が見えた。病院のすぐ外は電車通りで、その線路の上に佇んでいる人がいる。何と当院の入院患者さんではないか。赤ちゃんを帝王切開で産んだばかりの、精神科疾患の患者さんだった。夜遅いと言っても、まだ電車の通る時間帯。思わずパジャマ姿のまま外に飛び出して、彼女の腕を掴んで引っ張って線路の外に連れ出した。

「どうしたの？」と私。

「家に帰りたい」

「家はどこ？」

「近い」

そこで二人ともパジャマ姿のまま、徒歩で彼女の家に行った。だが、玄関は施錠されていないのに、中を探してもご主人はいなかった。仕方がない、病院に帰りましょうか、ということで彼女も納得し、病院に戻ると、何とご主人が病室にいるではないか。ご主人は、彼女にみかんを届けに来たのだった。ご主人がにっこりしながら渡すみかんを、彼女は皮も剥かずにそのままかぶりついた。私は、高村光太郎の「レモン哀歌」を思い出した。ご主人は皮を剥く訳でもなく、優しく見守っていた。

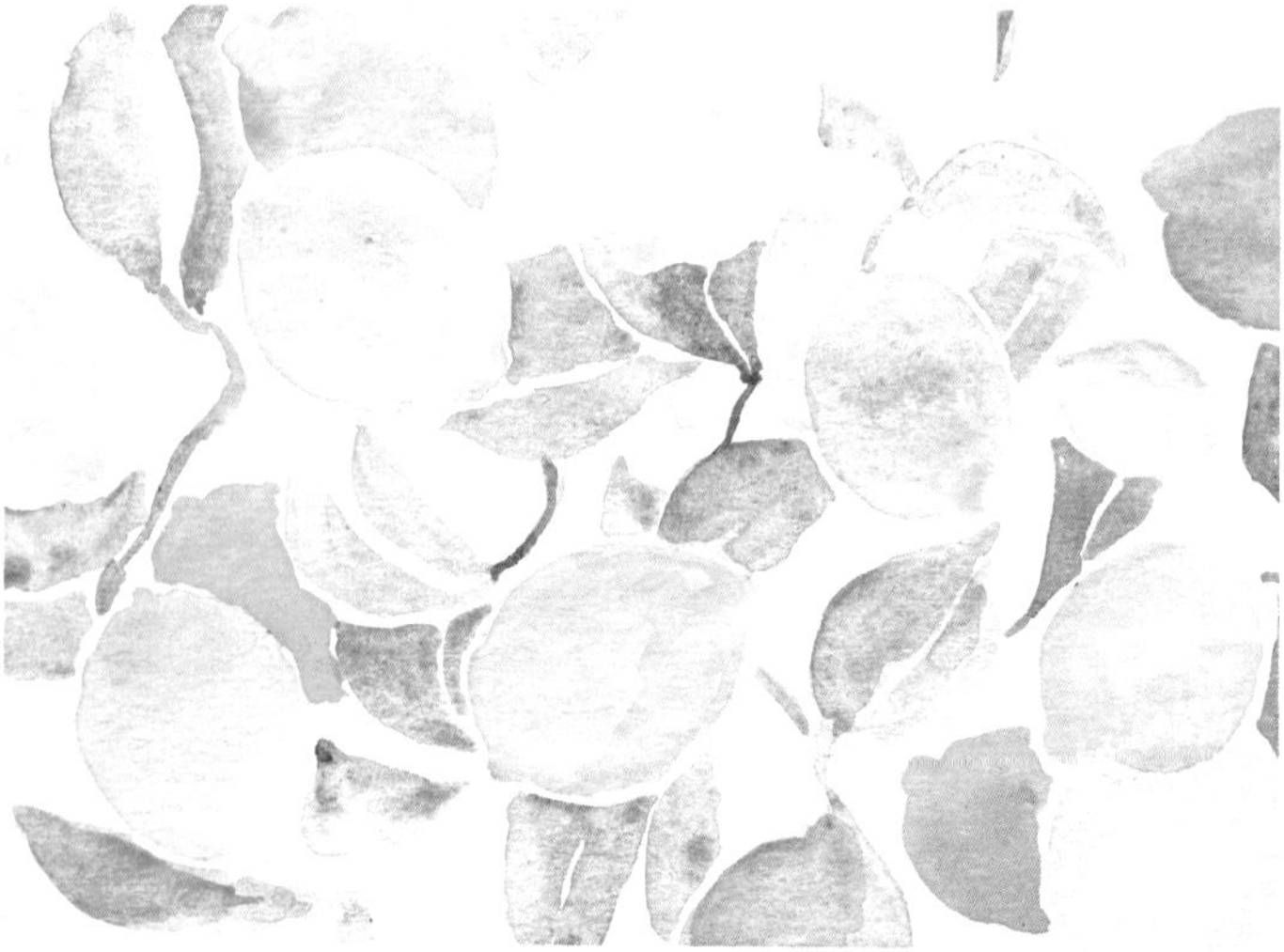

結局、私はご主人には線路上で彼女を見つけたことを言わなかったと言うか、言えなかった。実は、精神科疾患の彼女には、出産時にも問題があったのだ。陣痛が来てもいきまず、能面のような表情に変化はなかった。正常分娩が叶わないので、急遽帝王切開になったのだった。こんな病気があるのだと衝撃を受けたが、淡々と彼女を受け入れているご主人を見て思った。これ以上心配させて何になるだろう。その思いから、線路の一件を伏せたのだった。あの夫婦がその後平穏な人生を送ったことを祈る。

―仕事内容―

白衣こそ着ていたが私にはまだ准看護婦の資格がない。任せられるのは病院内の清掃、洗濯が主で、分娩があれば助産師の手伝い、新生児の沐浴、哺乳やおむつ交換だった。おむつは業者のリースの布おむつだ。手術器材も注射器（ガラス製）も、滅菌器がないので、煮沸消毒だ。

現代のように「ディスポーザブル製品」は皆無の時代で、隙間時間にいろいろ作った。診察台に座り足をブラブラさせながら、綿球、タンポン、酒精綿作りなどは定番でせっせと作った。湿布薬もリント布に軟膏を伸ばして手作りする。

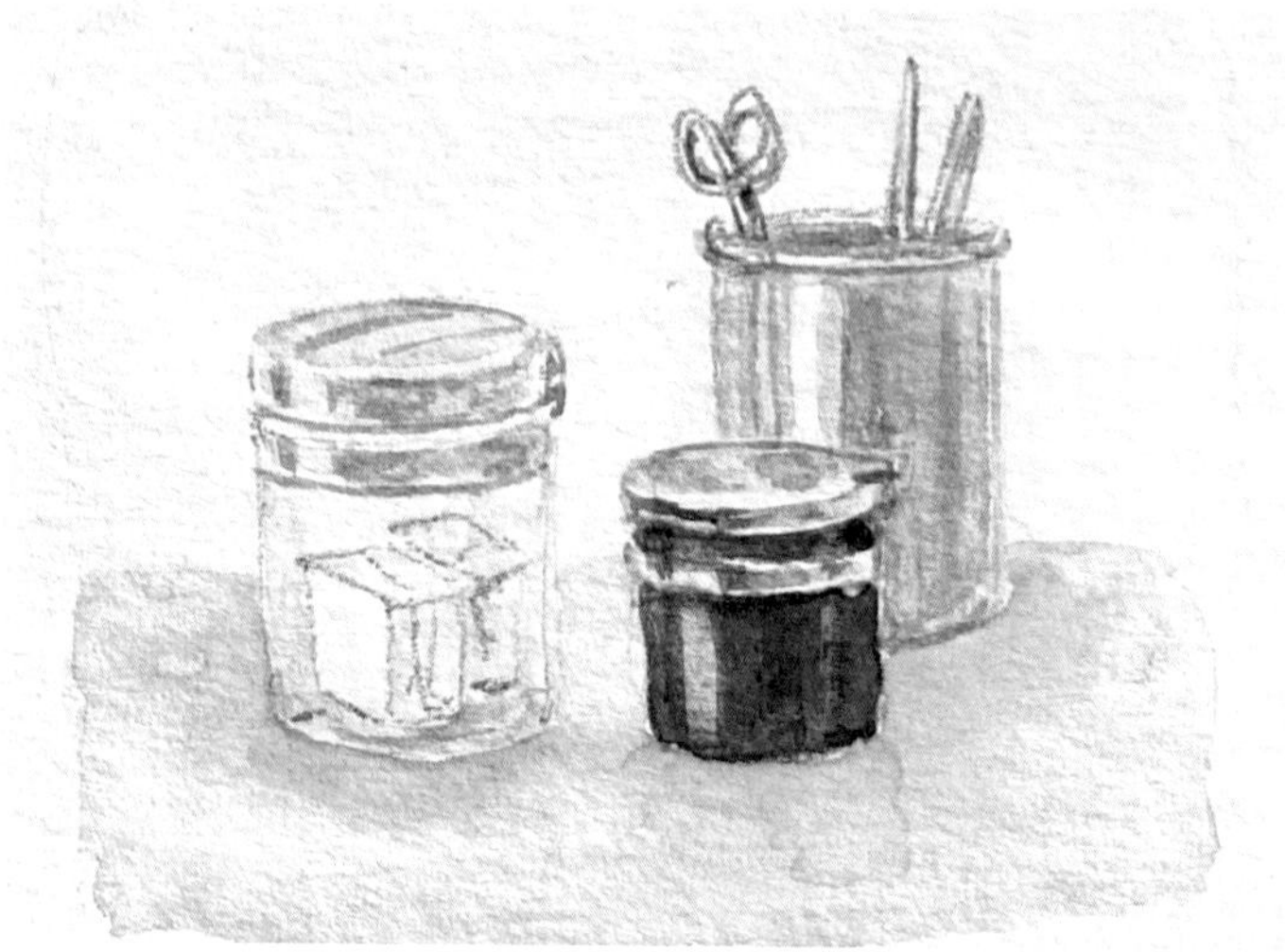

消毒液のクレゾールの匂いに充ちている院内の階段や廊下の隅には「たん壺」が置かれ、それの清掃もした。
院内全体の清掃も私たちの仕事だった。廊下のワックス、床磨きなどはポリシャーという専用機を動かして行う。集中していなければ本体が重く、丸くて重い専用機は私の体重を超えるもので、「ガーッ」と右に動かしたらすぐに左に舵を取らなければ壁に激突してしまう。日々の掃除と洗濯、様々な洗い物で冬場の私の手は荒れていた。病医院にいる同級生の多くがこんな生活を送って通学していたのである。
無資格とはいえ、私たちにはかなり専門的な仕事も与えられた。薬剤師、検査技師がいないので、調剤も、院内でできる検査もしなければならないし、レントゲン技師がいないので、レントゲン写真の現像まで任されたのだ。注射までもが私たちの仕事だった。この病院はとても評判が良く、患者さんは多かった。

―初任給―

家を出るとき母から数千円もらってきたが、就職するなり布団代三千五百円を請求された。払えず月賦にしてもらった。初任給を手にした私はお札を見間違えた。五千円札を一万円札と思い込み、あと千円札が二枚あったので一万二千円だと勘違いしたのだ。実際には七千円なのに。七千円、これがはじめて手にした私の給料である。

給料袋が懐かしい。保険請求の書き損じを裏にした手づくり給料袋は、辞めるまでの二年間続いた。

―戴帽式―

戴帽式とは、看護学校に入学した者が、実習に出る前に行われる儀式である。准看護婦学校に入学して半年後、公立学校の講堂を借りて戴帽式が行われた。私の通った学校には皆が一同に集まれる場所がなかったのだ。
この日も、昼まで働き、ぎりぎりの時間になって病院を出ざるを得ず、電車の駅までの商店街を運動靴で走ったのだが遅刻した。級友達が急いで私の髪を結いあげて、ナースキャップがうまく納まるようにしてくれた。

ところで、私にとっての戴帽式は意義深かった。何故なら、戴帽式を終了した者は当直をやる仕組みだったからである。当時の医師は勇気があったと思う。十五歳の、ついこの間地方から出てきたばかりの子供を一人前

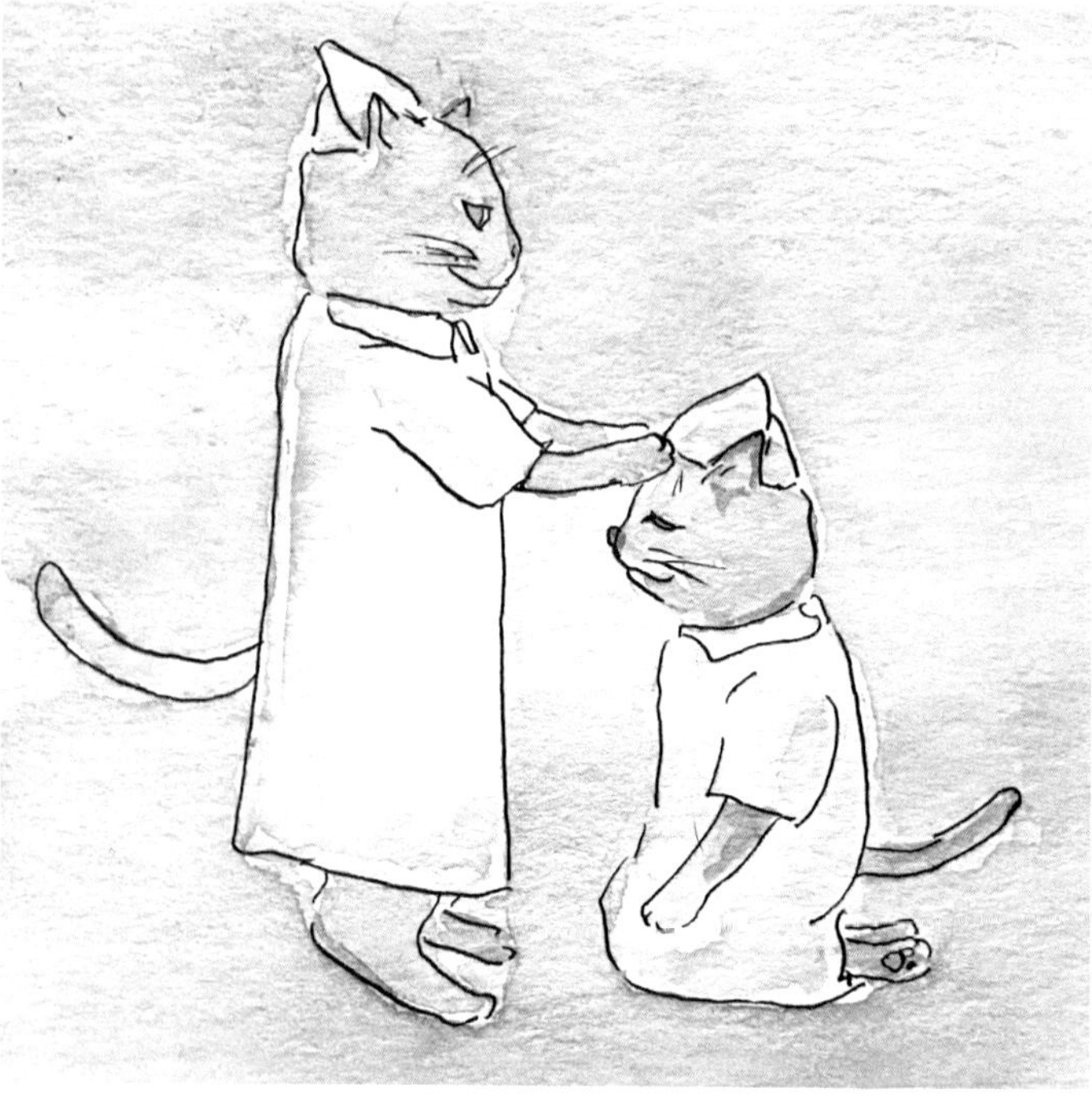

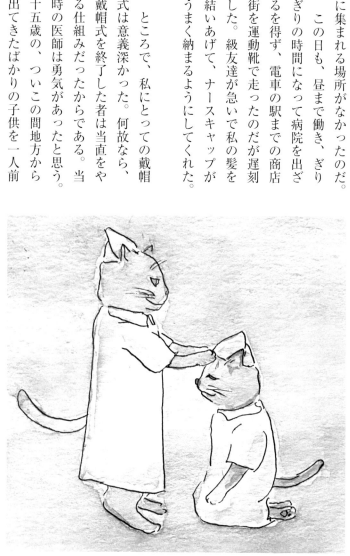

としたのだ。

病院の定休日は火曜日だった。産婦人科で日曜日も診察があるというのは、患者さんには好都合だっただろう。しかし、火曜日が休みでも私には学校があった。ほぼ休みなしの状態である。戴帽式を迎えるということは、より仕事が厳しくなることであった。

2. いろいろな科を回る

十九床という小さな病院だったため、私は見習い看護婦としていろいろな科の患者さんのお世話をすることとなった。その中でも思い出深い経験を書いてみる。

―内科―

私のいた病院の主科は産婦人科だが、ある時、内科に寝たきりの老人が入院していた。身寄りといえば息子が一人いたが、父親のベッド脇で泊まることもあった。その病室は、産婦人科の病室から廊下を隔てた奥まった場所にひっそりと存在していた。申し訳ないことに、清拭とか入浴など清潔を保つケアを行った記憶がない。当時入院患者の看護はセルフサービスと言っても良いもので、看護らしい行為は乏しかったのだ。

言うなれば、患者は病院に間借り状態である。そんな老人に最期の時が来た。

「いつもの強心剤の準備！」

私は、慌てて注射液を準備して病室に戻った。

院長に指示されて急ぎ注射をする。もはや、強心剤に期待する状態ではない。臨終期には必ず指示がある強心剤の効果はなく、老人は亡くなった。そばには息子さんもおらず、ひっそりしたものだった。時間の止まった個室と尿臭が今も蘇る。私が経験した、初めての患者さんの死であった。

田舎に住んでいた時にあこがれていた、看護婦さんのイメージは、優しく包帯を巻いている姿。正に「白衣の天使」である。私は、患者さんは皆治って元気になって行くと信じていた。だが、現実の世界はそんな生易しいものではなかった。「死」は隣り合わせにあった。

―救急搬送―

薬物で自殺未遂の男性患者が救急搬送されてきた時、意識がなかった。処置対応は〝胃洗浄〟である。生まれて初めてする処置だった。

私はひたすら胃洗浄をし続けた。その産婦人科には胃洗浄用の太いカテーテルなどはなく、代用したのは高圧浣腸用のカテーテルである。諦めずに何十回も胃洗浄を繰り返していると、ついに患者さんはむせ込んで目を開き、意識が戻った。だが、黙したままだ。

意に反して生きていることが衝撃だったのか、あるいはそこに居た私が余りにも幼くみえた為か、一言も発せず数日後に退院して行った。この一件で、私は、世の中には自ら死を望む人もいるということを知った。

―皮膚科―

性病で睾丸が腫大した潰瘍形成の患者さんがいた。注射と患部の軟膏処置のために通院していたが、いつも申し訳なさそうな表情だった。こんな幼い看護婦に処置を任せるのに同情したのかもしれない。潰瘍部位を消毒して軟膏を塗り、ガーゼを当てる処置はかなりの悪臭があったが、私は心底同情し職務に励んだ。

—そして産婦人科—

街の病院の産婦人科は、日々ドラマのような展開であった。二十四時間がせわしなく、外来、入退院、分娩、手術、人工妊娠中絶、検査に明け暮れた。当直以外の日でも、時間外に分娩が始まれば当番制で手伝うことになっていた。勤労学生は、当直や手伝いで夜間に及んでも仕事をするのである。いつも眠かった。眠くて仕方がなかった。そして疲れていた。

実は看護といえることは極わずかで、毎日準備と片付けに追われていた。患者さんに温かく接するとか、良く考えて役に立てるような行動をとるとか、考える余裕もなかった。それゆえ、学校で習ったことを実践するのも困難だった。例えば産褥婦《さんじょくふ》に行う「悪露《おろ》交換」でさえ出産当日だけしかやらない。私がやり始めると、他の看護婦たちもやらざるを得なくなり、仕事が増えることになる。そんなことを考えると、私だけがするわけにはいかないという状況にいた。

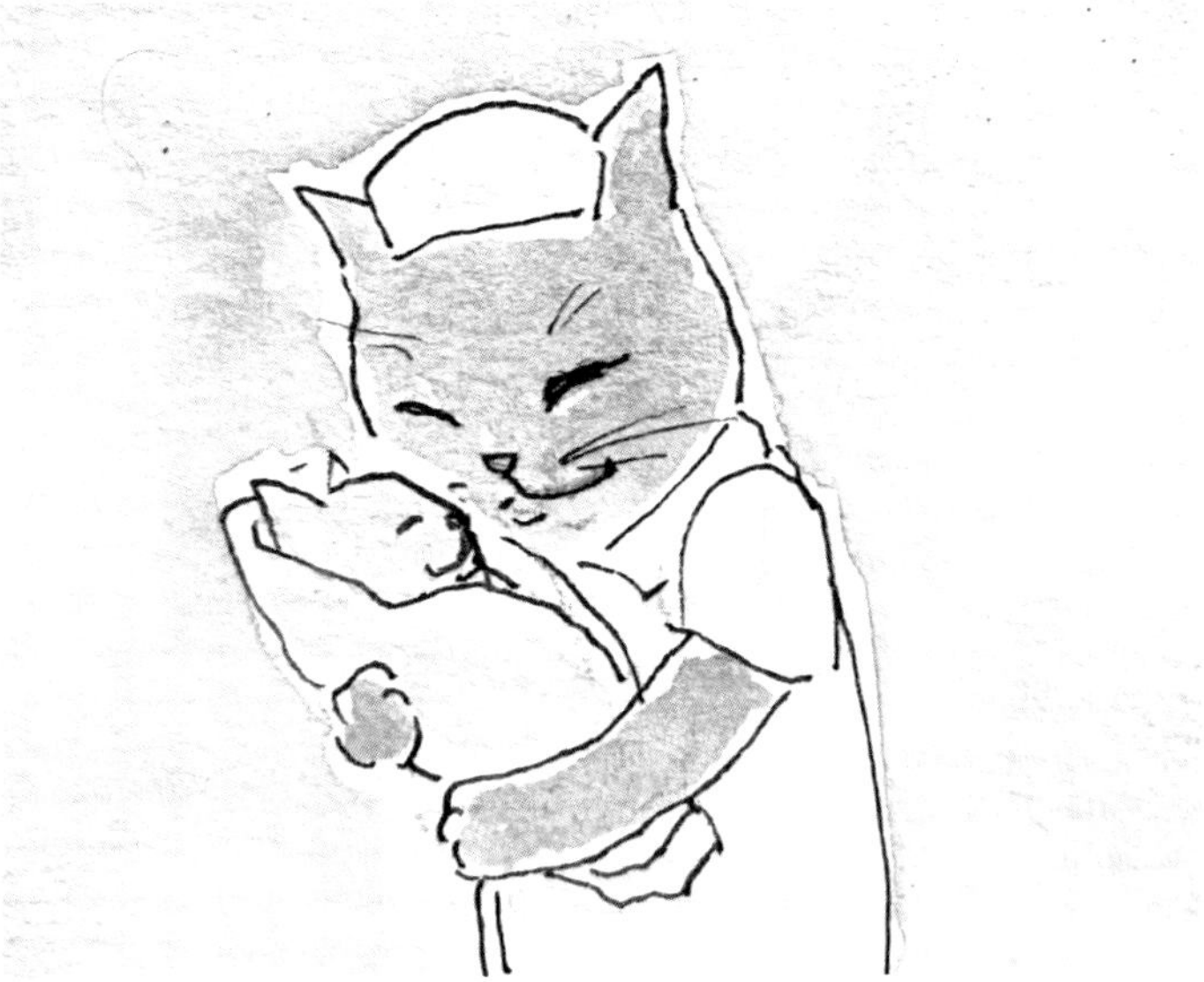

そんな状態なのに、患者さんは、不平も言わず、可愛い赤ちゃんさえ無事ならば問題ないかのようだった。

面白い儀式があった。ベテランの老助産婦が退院当日の赤ちゃんを上手に散髪したのだ。全員同じヘアスタイルだった。真上から見ると、まんまるの円形、横から見ればどんぐりにそっくりそのまま。母親はビックリしただろうが、沐浴のあとに連れて来られた我が子の散髪はすでに済んでいるのだからどうしようもない。いつもカミソリだったが、失敗して出血することは全くなかった。

老助産師の老眼鏡をかけて顎を引き上げ、生まれたての柔らかい羽毛のような毛髪を、注意深く剃っていた姿、今も懐かしく思い出す。

病院では待ち望まれて誕生する子とそうでない子、中絶に至った子とが交差していた。働き始めてすぐのことだ。分娩室の患者さんに付き添うよう言われた。室内に入ると分娩の用意が何もされていない。分娩室が中絶の場でもあることを知らなかった私は、直ぐに、産衣やら、沐浴の準備やらをして分娩台の産婦についた。〝いきみ〟はじめたと同時に「出産」同様に赤ちゃんが出てきた。確かにそれも「出産」だった。教科書の写真にあるような、透き通った卵膜に包まれて出てきたところが通常の出産とは違うところだ。

「人工妊娠中絶」との遭遇だった。

こうして一つ一つの体験から、私は世の中の厳しい現実を身をもって体験して行った。そして、待ち受けていたのは、その後の人生に大きな影響を受ける経験だった。

3. 口唇・口蓋裂児の誕生に出会う

その日は、私の当直の日だった。准看護婦学校の学生で無資格者でも、一人で新生児室に詰めて世話をする時代だった。もし、夜間に分娩があれば寮の先輩が当番制で応援にやって来た。

夕刻が迫ったある日、当直に入ろうと新生児室に近づいた瞬間に、何か只ならぬことが起きていることを感じ取った。そこにいた職員が、皆うつむいて、途方に暮れた表情を浮かべていた。生まれたばかりの、まるまる太った赤ちゃんは、健康感に満ちていたが、新生児とは明らかに異なった顔をしていたのだ。「完全両側口唇口蓋裂」という病気をもって誕生したのである。唇から上あごにかけて割れていて、それ以外は生育も良好で新生児らしい愛らしさがあった。

しかし、病院開設以来の初めての症例で、医師もベテラン老助産婦も戸惑いを隠せない様子。当然ながら、当時の見習い看護婦だった私の不安は例えようがなかった。

「この児《こ》、どうやってミルクを飲ませるのですか?」と聞いても誰一人答えてはくれない。重たい空気が流れて行った。そして、誰も私に教えることはなく、指示もせずに引き上げて行った。

夕闇が迫る。その児としっかり向き合うことになった。確かに口元は問題だ。だけどその他の身体は健康そのものではないか。発育も良い。生まれたての柔らかい肌と、産毛が頭に張り付いた新鮮さがあった。しばし呆然と佇み思案に暮れた。そうしている内に、その児の父親がやって来て尋ねた。

「うちの子は？」

健康な六～七人の新生児の真ん中に寝かされていたその児を、私は指差した。父親になって期待に胸ふくらませていただろうその人は、我が子を見るなり絶句した。父親は泣き出した。そして嘆いた。「どうして？」を繰り返す。

「ああ、……ああ、……何も悪いことはしていないのに！　なんでこんな目に遭うんだ！」

私は、うな垂れて一言も慰めの言葉が思いつかなかった。ただ、泣き崩れる父親の足元を直立不動で見つめているのが精一杯。三十分くらい経っただろうか。泣き疲れた父親は新生児室を出て行った。

私は何とかしなくては、と思うばかりで何も出来ない。口元をみると喉の奥まで見えた。哺乳瓶は駄目だ。

赤ちゃんが泣き出す。生まれてから一度も水分が入っていない。喉が渇いたね。もしかして、と思った。哺乳瓶がくわえられないのなら、スプーンではどうか、と思いついたのだった。早速白湯を作る。程よい温度に冷ます。さあ、おいで！ 抱くのだ。抱かなければ。抱いても大丈夫なの？ ただ抱くのさえ怖かった。大丈夫、抱かれて期待したのか、新生児は泣き止んだ。そうそう、ゆっくりゆっくりね。スプーンで白湯を口元にそっと流し込む。

世界中でどんな時間が存在していようが、今、この時はこの児と私だけが生きている人間みたいだった。なんてお利口な児だろう。むせこむこともなく上手に飲める。ゴクン、ゴクンと飲み終えた。やった！ 飲めた！ この児はこうやって生きて行ける。それが分かった瞬間の安堵といったらなかった。

やがて渇きが癒えたのか、新生児らしくすやすやと眠って行った。


―現代医学では救えない―

ところが一夜が明けて、私にとって生涯癒えることのない決定的な指示がなされた。

「ミルク、白湯を与えないように」。それは、現代医学では救えないという診断からだという。専門医を招いての指示だった。誰ひとり意見できる状態ではなかった。また、そういう時代だったのだ。

私は、この児がスプーンで上手に飲めることを体験していたにも関わらず、一言もそのことを言えなかった。専門医の診断により、赤ん坊の生きる権利に対しドクターストップがかかったのだ。哺乳の禁止は、つまり「死」を意味していた。数日後、この児は何の抵抗もせず、音もなく衰弱の一途で世を去った。

母親にはどう伝えてあったのか分からない。赤ちゃんは母親に一度も会うことも抱かれることもないまま逝ったのだった。

私が抱き上げたその腕の中の心地はどうだっただろう。私の腕の中のスプーンでごくごくと思いっきり白湯を飲んで渇きを癒し、あの世に旅立った赤ちゃん。その当時は、その病気を治す手段はなかったのだから仕方なかったのか。せめてこの世の最初で最後の飲み物を与えてあげられたことが、私のその後の看護師人生に大きな意味を持つ出来事となった。この児は、生きることが出来る命だったのではないか、と幾度となく思う度に、苦しかった。

何を、どうやっても取返しの付かないことをしてしまったと。

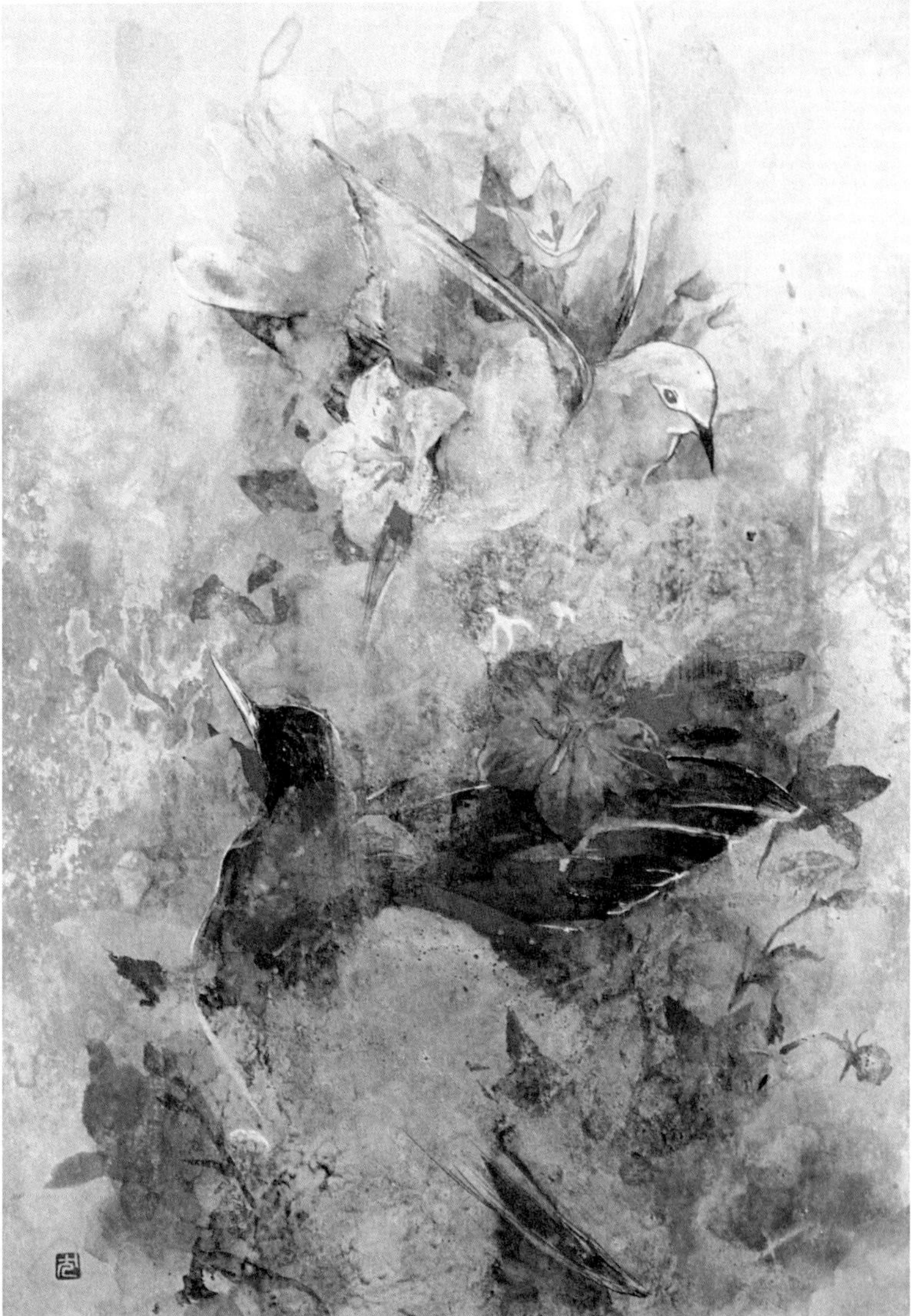

4. 精神科病院に就職

こうして私が最初の病院に勤めて二年が経過し、准看護婦学校を卒業した。この時期、転機が訪れる。この病院の妊産婦が精神科疾患のため、出産後そのまま自宅へ帰らずに精神科へ転院しなければならなかった。

彼女は、始終目が虚ろで、会話も出来ず、私には対応できない病状だった。彼女によって、私は精神科の看護婦に関心を持つようになった。精神科の看護婦は、どんな風に患者さんに接し、どんな看護をしているのだろうか。

その関心は、単なる関心事で納まらず、私は准看護婦学校卒業と同時に精神科病院に移った。未成年だったので、母が退職願らしき手紙を書いてくれた。だが学校に行かせて貰った御礼奉公は当然だったらしく、病院側からは厳しく叱られた。

私は十七歳になっていた。その後、精神科で働いた四年間は、患者さんと一緒にレクリエーションや、運動、散歩などを通して、私自身の健康を取り戻すことにもなった。

三十八年後、私は、その精神科病院を再び訪れた。それまでに数々の病院を渡り歩き、実に長い年月を経て、その病院を再訪したのには理由があった。当時の婦長さんに、私を育てて頂いたお礼をどうしても伝えたいと想い続けていたからである。

何という幸運だろう。婦長さんは健在で、名誉師長になられていた。そして、私のことをしっかり覚えていて下さったのだ。私は一方ならぬお世話になり、その後の人生の糧となるものを与えて下さったことに感謝した。一番は、良書との出会いである。

当時婦長さんは、「この本、読み終えたからあげるわ」と言っては、私が知る由もない名著を次々と下さった。それらの本が私の成長に大いに役立ったことを、私は今でも感謝している。最も影響を受けた一冊は、ゲルトルート・シュヴィング著『精神病者の魂への道』(みすず書房、一九六六)。これは、看護婦であった、著者のシュヴィングが統合失調症の患者に対して人間的な接近を実践した内容である。

医師は、保護室で抑制帯を必要とするような患者に対して、危険だからという理由で看護者が一人で入室するのを禁じていた。しかし、シュヴィングは、一人で入室し、興奮で汗まみれになった患者に接近する。彼女は、患者の汗を拭き、欲しい飲み物を尋ねて与え、喉の渇きを癒してやったのだった。そんな大胆な行動をしても、患者が彼女に危害を加えることはなかった。

私は、この本にある場面そのもののような病棟にいたので、日頃の自分を重ねて衝撃を受けたものだ。一般に「シュヴィングの接近法」と呼ばれる精神科看護法を、シュヴィング自身は、「母なるもの」と捉えている。シュヴィングの言う「母なるもの」とは、職業上の「看護師」としてではなく、「人」として、患者が必要としているケアに立ち返る看護法である。私が解釈するに、患者が汗にまみれていれば、当然喉は乾くだろう。そんなことは、看護師でなくとも予想できることだ、看護師が、自分も一人の「人」として患者の状態に適切に対応すれば、患者は落ち着き、安心し、看護師に対する警戒心も無くなるのだ。

この本に強い影響を与えられた私は、発熱している精神科保護室の患者さんを受け持った時に、シュヴィングに倣って清拭を行い、飲み物を用意した。すると何ら抵抗もなくケアを受け入れてくれた。

私が、精神科病棟で患者さんへ、対人間としての尊厳を感じ、精神科疾患に対する恐怖感を持つことがなかったのは、この本の影響にもよる。若干二十歳前の未熟者ながら「看護は母なるもの」という言葉がすっと私の心に入り込み、これがいい、これでいい、と自分に言い聞かせたのだった。

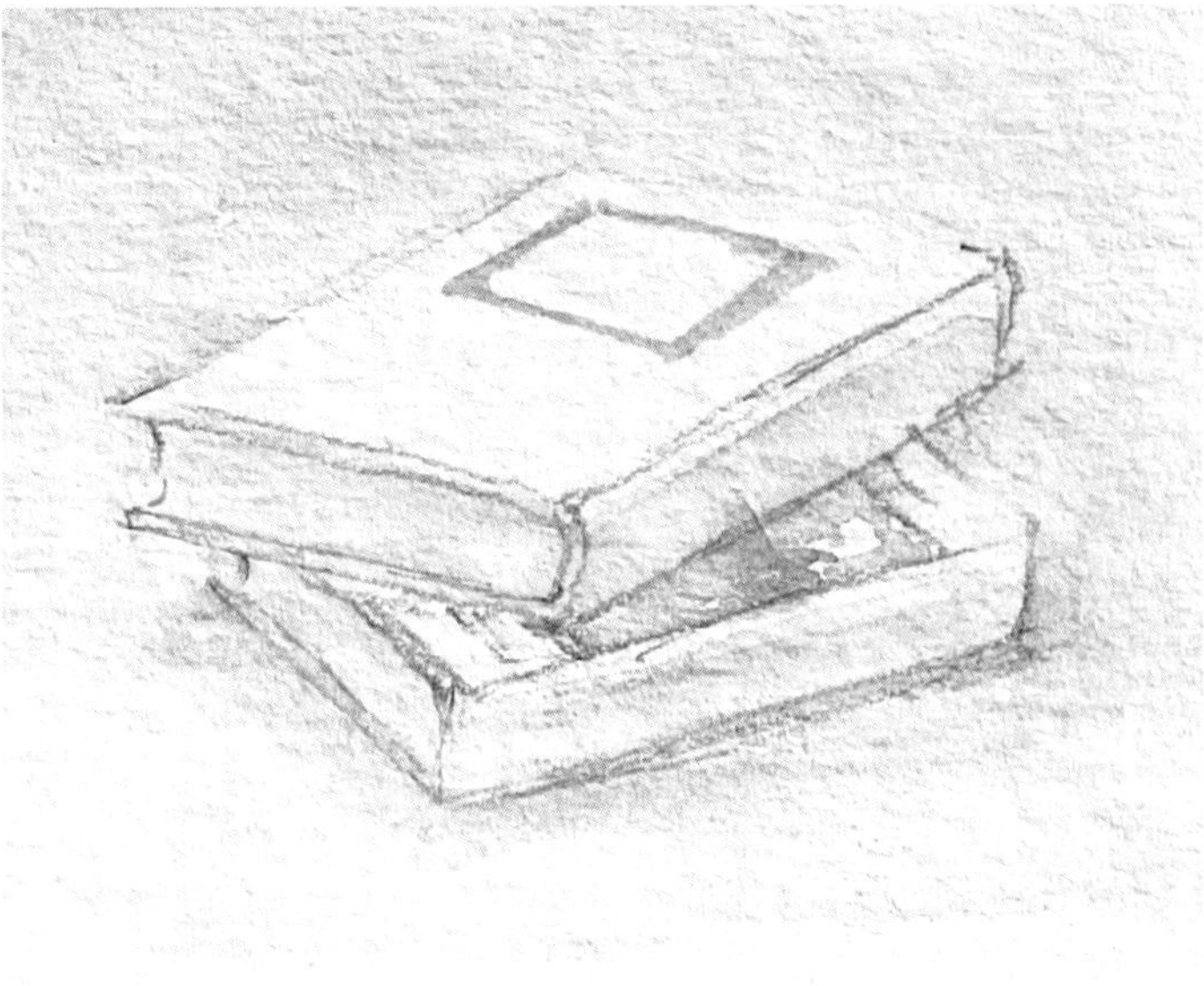

　また、ヴィクトール・E・フランクル著『夜と霧』も頂いたが、十代に読むことができたのは意義深い。ヒトラーの独裁下ユダヤ人というだけで人種差別を受ける人々の話だ。人間の残酷さに憤りと恐怖を感じるとともに、それでも生き抜こうとする主人公の意志の強さに驚嘆した。

　そんな思い出に浸って、訪れた病院だった。

　病院自体は、改装されて見違えるほど清潔感漂う内装になっていた。きれいになった廊下を歩いていると、ある老人の男性が私の目に留まった。後ろ姿なのだが、首の曲げ具合、体つきに見覚えがあった。じっと同じ体勢で佇んでいる姿にも記憶がある。

「ハル君?」思い出したのは、三十八年前の若い男性。

思わず声をかけ、彼の前に回った。間違いなくハル君だった。かつての若者もすっかりふけてしまっていたが、彼は、変わらぬ姿で病院の廊下に佇んで、長い年月を過ごしてきたのだろう。


私は自分の勤めていた頃のことを如実に思い出した。


初めて配置されたのは、男子閉鎖病棟だった。

就職して二年後、開放病棟に異動、この時期には、まず病室を見回ってから申し送りに入った。この見回りは患者さんの何気ない表情や、行動を察知するのに役立ったものだ。「おはよう」と、声掛けしながら患者さんを看て行くだけのことだが。

ある日、いつものように声掛けした時の一人の若い男性の表情が気になった。直観的にいつもと違うと感じ、不安に思ったのだ。婦長さんにはその旨を報告したが、婦長さんは、別に気にしない風だった。

だが私の不安は的中した。彼が病室から消えたのだ。彼がいなくなったと言うことで、病院中は大騒ぎになった。理由は不明だが、立ち入り禁止になっている増築中の屋上まで登って行ってしまったのだ。だが幸い怪我もなく発見された。婦長さんからは、「どうしていつもと違うと感じたの？」と聞かれたが、説明の仕様が無かった。直感でもあり、瞬間の違和感だった。

そう言えば、別の患者さんの危機に遭遇したこともあった。その日夜勤だった私は、病室を巡回していた。その時、廊下を小走りに駆けて行く男の患者さんがいた。その様子に、ただごとでない雰囲気を感じた私は、後を追った。すると、今、正に彼は自室の棚に紐を掛け首に回しているところだった。どう声を掛けたかは覚えていないが、なだめて、紐を解き、事なきを得た。

その患者さんは、病院内の文集、S文庫の投稿の常連だった。病院では、統合失調症の患者さんたちが主体になって、文集を発行していた。謄写版刷りの文集には、患者さんたちが投稿した短歌、俳句、随筆などが載っていた。自殺を図ろうとした彼は、俳句の名手で、新聞に投稿しては特選になり、下駄履き姿でいそいそと表彰式に出かけて行ったものだ。

その彼が、私が病院を退職する際、一枚の新聞の折り込みチラシを渡してくれた。怪訝に思ってよく見ると、チラシの裏に毛筆で、次の句が書かれてあった。

牽引者の看護婦《ナース》去り行く春の雨

長年入院している患者さん達は、持ち物が極端に少ない。清書する紙も持っていなかったのであろう。だが、私に渡したい一心で、患者仲間に頼んで、チラシの裏に毛筆で彼の句を書いて貰ったのだった。

その頃は私も若く、その句の意味がよくわからなかった。この句をしみじみと味わったのは、それから何十年も経った後だ。句を書いてくれた患者さんは、私を牽引者―病棟を統率していく者―として見ていてくれたのに違いない。この、二十歳そこそこの若い看護婦を。

こうして、妄想や幻聴の症状がある患者さんから、この上ない惜別の句を頂いたのだった。

対人間として接していた私を、真に理解してくれていたのだと思う。

5．人工透析センターに移る（愛知県高等看護専門学院二年生　進学コース）

私は、その精神科病院を去る時には、まだ看護師国家資格を取るための進学コース（夜間部）に通っていた。四年間の病院勤務を退職するのを決意したのは、精神科看護経験を積むに連れ、ある不安を持つようになったからだ。それは、患者さんの身体的な病状急変時に対処する自信が持てない不安だった。

そんな折、人工透析センターの募集要項が目に入った。「最先端の新しい医療を学ぶことができる」と書いてある。これこそ私の進むべき道だ、と感じて応募し、採用されたのだった。

精神科から人工透析センターへの転換は驚きの連続だった。日勤をこなしながら、夜学にも通うのはそれだけでも大変だが、深夜勤務もある。新しい、高度な看護技術習得には更にストレスを感じた。

精神科と違い、透析センターは手を使う技術が必要だ。動脈、静脈、血液回路、プライミング等々、耳慣れない言葉が日常的に出て来るので、それを習得するのは難題だ。いわゆる精神的ケアから、いきなり技術的ケア、しかも命に直結する手技となった訳である。当時の透析は、週三回八時間透析（現在は四時間）で、朝七時半の開始に間に合わせるためには、深夜に透析器（ダイアライザー）を組み立てなければならない。当時を振り返ると、透析患者さん自身の努力も並大抵ではなかった。発展途上にある治療を受けるのだから、透析中の血圧低下や貧血、厳しい食事制限、シャントという血管の吻合術後の管理などに相当な苦労をしながら、仕事や学業、子育てに奮闘するのだ。

私は、ストレスのあまり、最初の一か月で体重が七キロ落ち、それにより遊走腎を発症したほどだった。体脂肪が落ちたことにより、腎臓を支えられなくなり、それにより血尿が出たのだ。

尚且つ、進学コース三年生の時には、生徒会長も引き受ける羽目になった。日勤、夜学、週二回の深夜勤務をこなしながらである。

生徒会長として何が出来るだろうか？　私は、学校始まって以来初の学園祭を行うことにした。学園祭は大成功だった。バザー、寸劇、出店等バラエティに富んだ、楽しい学園祭になった。後で聞いたら、学園祭をやったのは、後にも先にも私が会長をしていた時だけらしい。

進学コースの事務長さんは、元小学校の校長先生で引退後に就任された方だった。実に温厚な方で、私達に向ける眼差しは小学生の子ども達に向けたのと同じ様だった。生徒会長だった私は、そのお人柄に触れる機会が多かった。ある日、私の解剖生理学のテストの成績があまりにも悪過ぎて、どうしたのか!?　と、すっ飛んで来られた。かと思えば、心理学のテストで最高点を取った時には、我がことの如く喜んでくださった。

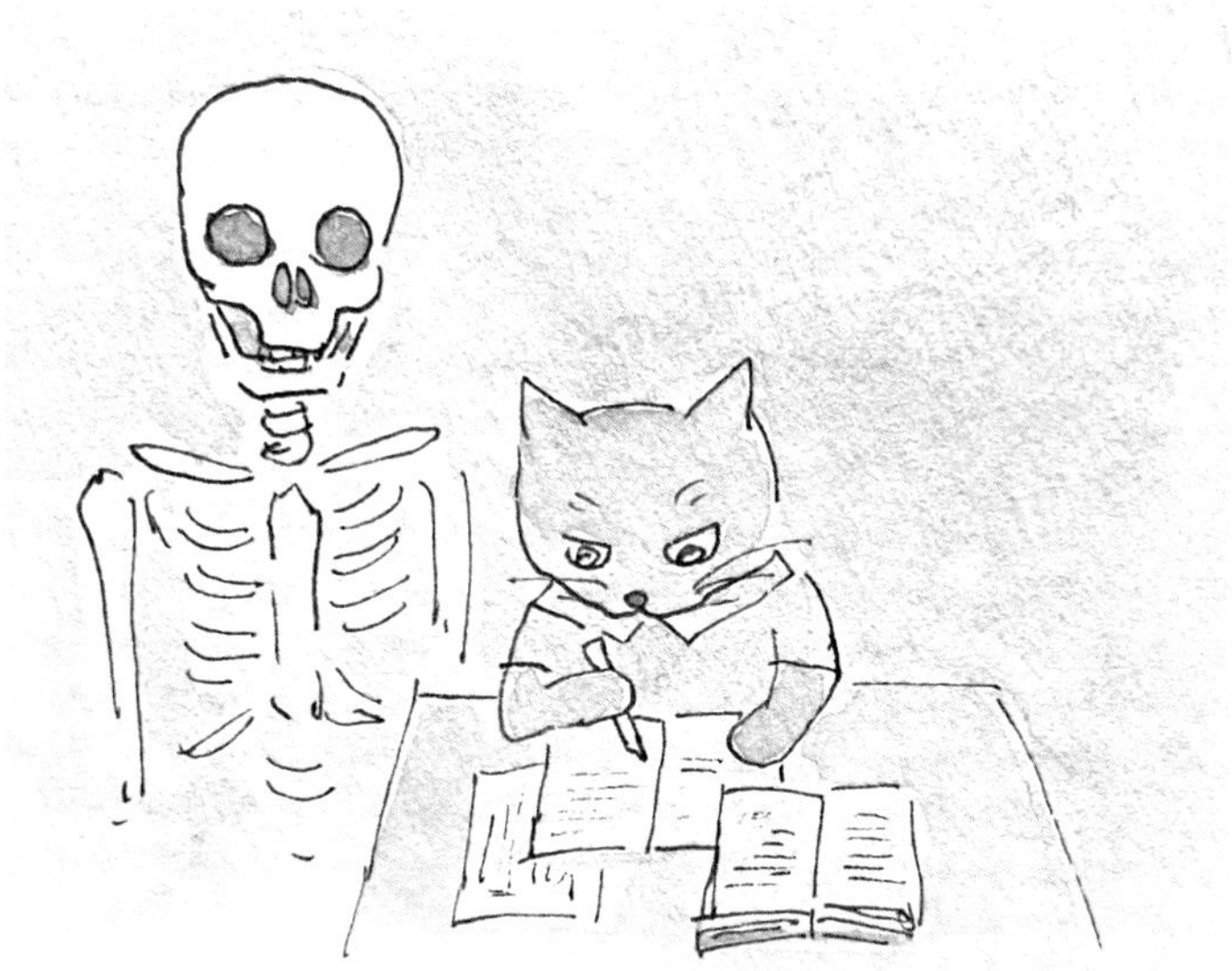

学校は、住宅街にあり、キャンパスなし、体育館なし。体育の授業は、屋上を使って辛うじてバレーボールがやれた。ただし、夜学とあっては、近隣の人たちに迷惑をかけてはいけないので、声を出さないバレーボール。

生徒会のことで、二階の小部屋でノートを取っていた時の事だ。また、事務長さんがすっ飛んで来て言われた。

「窓、窓を閉めて！」

住民から苦情だ。暑い日だったので窓を開け放していた。私の背後には、解剖学で使う等身大の骨格模型が置いてあって、それを目にした住民が「怖い！」と電話したのだ。そうだろうな、夏の夜にガイコツなんてびっくりだろう。

後に、看護師の資格を得て、大学病院の師長を務めていた時のことだ。たまたまその事務長さんが近くにいらして再会が叶った。私が、落ちこぼれつつも何とか看護師になり働いていることに、「がんばったねえ！」と喜んで下さった。

6. 勤労学生として励みにしていたこと

一九七〇年代の日本は、各地で学生運動が最高潮でデモ隊のうねりに包まれていた時代である。登校すれば、私の机の中にも、政治活動に勧誘するチラシが毎日放り込まれている時代だった。だが、私にはそれらに目を向ける余裕は全くない。

頑張って仕事と学業の両立を目指して邁進し、あと四か月で進学コース卒業という時、突然の病魔に襲われることになる。感染経路は不明だが、B型肝炎を発症し、二か月の入院、療養一か月を余儀なくされたのだ。

これにより、進学コースは留年になり、同級生と一緒に卒業することは見送られた。透析センターもやめざるを得なかった。もう卒業をあきらめるか、と弱気になった時もあった。
そんな時に私を力づけてくれたのが宮沢賢治の「稲作挿話」という詩だった。賢治の冬の講習を受けた青年が、数か月後にやつれた姿でやって来て、稲作の指導を乞う。賢治がわかりやすく、優しく語りかける言葉がそのまま詩になっている。詩の最後の部分を引用してみる。

……これからの本当の勉強はねえ
テニスをしながら商売の先生から
義理で教はることでないんだ
きみのやうにさ
吹雪やわづかの仕事のひまで
泣きながら
からだに刻んで行く勉強が
まもなくぐんぐん強い芽を噴いて
どこまでのびるかわからない
それがこれからのあたらしい学問のはじまりなんだ

ではさようなら
……雲からも颪からも
透明な力が
そのこどもに
うつれ……

賢治は少しも心配いらないと言って彼を励まし、詩の最後は祈りの言葉で終わる。私もこの青年と同じだ。頑張らなくては！　泣きながらでも体に刻んで、勉強しなければ！　何としても看護婦の国家資格を取らねばと、自分自身を叱咤激励した。すると、賢治の言う「透明な力」が私にも届いて、光で私を包み、守っていてくれるような感覚を覚え、励まされたのだった。

こうして生活費と学費を検診のアルバイトで繋ぎ、一九七六年、一年遅れで看護婦国家資格を手にすることが出来た。私は二十五歳になっていた。

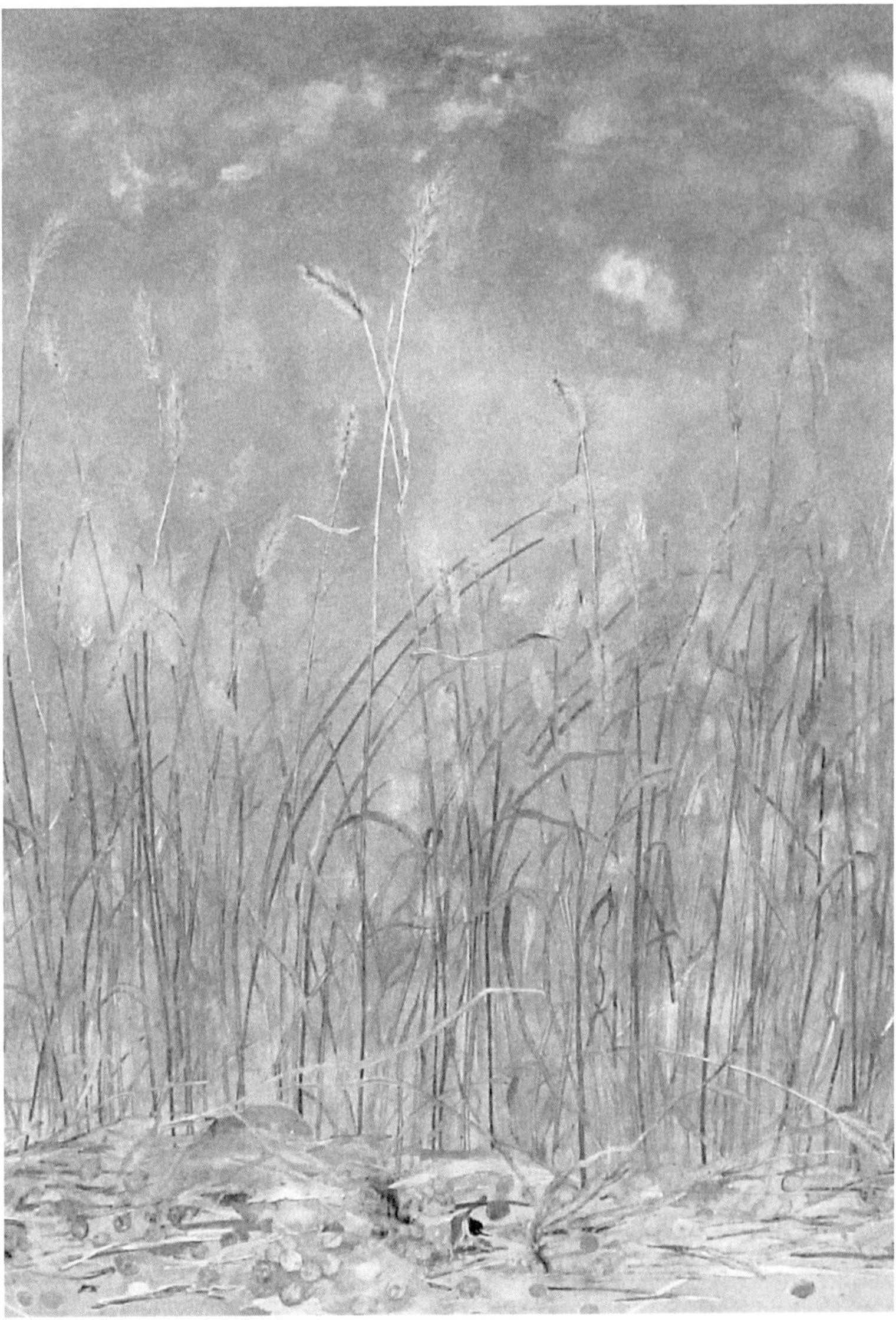

資格を得たものの病後のこともあり、看護学校の担任に夜勤のない愛知県総合保健センター（当時）を紹介されて職を得た。体力が回復してからは、愛知県がんセンター手術室に所属した。次に、再び透析センターに主任として勤務。二十六歳だった。その二年後からは、千葉や東京の透析センターの師長、そして三十六歳、大学附属病院で師長、ホスピス師長、再度大学病院で定年を迎えるまで務めた時、看護部長の役職が最後となり、四十七年間の白衣の人生を終えた。定年後の四年間は、緩和ケア病棟相談員として私の看護師人生の総集編として過ごすことができ、感謝している。

私生活では、一年遅れの卒業と同時に結婚した。二十五歳だった。四年後には娘も生まれた。

先に逝ったひとの言葉

私の半世紀に及ぶ看護婦（看護師）人生の中で、私は何人の死の床に立っただろうか。振り返れば、患者さんとの何気ない会話も、鮮明に脳裏に蘇る。特に、最期となった場面となると、次々に思い出される。まるで昨日の出来事であるかのように。そんな会話のあれこれを、思い出すままに書いてみよう。

―病院の生活―

1．「その枯れた花、捨てないで下さい」（六十代　男性）

「僕、あと、どれくらいもちますか？　一週間くらい？　こんなに痩せてしまって……。でも、死なないような気がするんですよ。だんだん良くなって行くような気がします」

私は、本田さんの言う一週間の命と、だんだん良くなっていくという言葉の狭間にいた。彼は日差しを浴びながら、窓辺の椅子に腰かけていた。腹水で膨らんだ腹部を細くなった腕でゆっくりさすりながら、花瓶の花に目を向けているのだった。花瓶の花は、すっかりカラカラに枯れて、もう何の花だか分からないような状態だった。

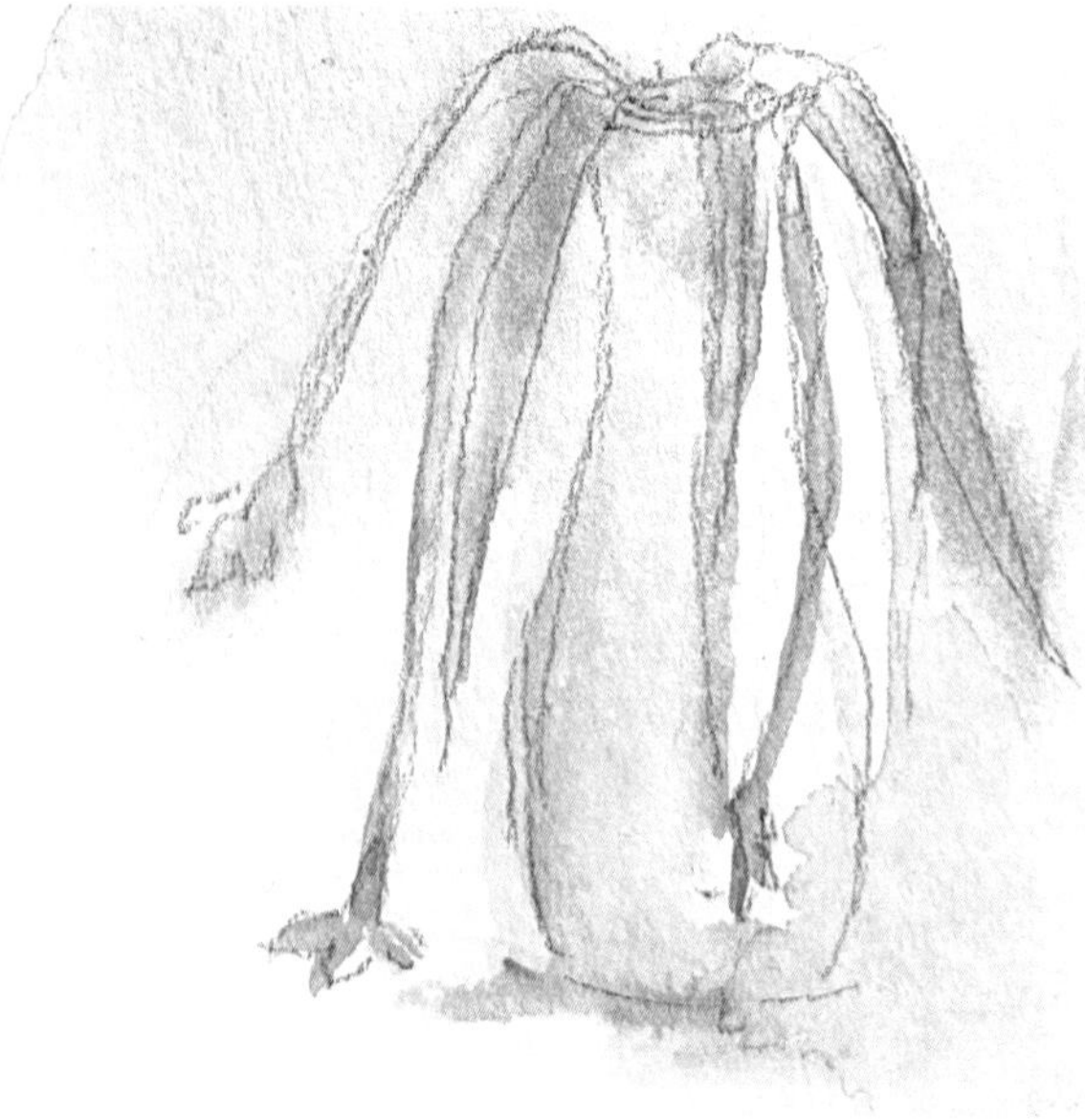

本田さんは自力で動けないので、花の手入れを誰かがやってあげないとどうにもならない。私は、内心、スタッフの誰も花の水を代えてあげてなかったことを申し訳なく思った。しかし、私と目が合った時、彼は穏やかな顔で言ったのだった。

「その枯れた花、捨てないで下さい。生き返るような気がして」

そう言うと本田さんは、幸せそうな微笑みを浮かべた。私が、「分かりましたよ。大丈夫、そのままにしておきましょうね」と答えると、さらに柔らかい笑顔を見せてくれた。そうなのだ、萎れゆく花に自分を投影して、いつか花が再生するかもしれない、そして自分も、という希望にすがりながら、本田さんは日々を過ごしていたのだ。

私は、申し送り事項として、「枯れた花には触らないでね。大切な花だから」と看護師仲間に伝えた。数日後、本田さんが亡くなった時、彼の傍らには枯れた花が飾られたままになっていた。主を失くした枯れた花が。

2.「俺、痛みが我慢できなくなったら、どうなる？」（六十代　男性）

西田さんは痛快な患者さんだった。声も大きく、若い患者さん達にも気軽に声をかけ、堂々と煙草を吸い、活動的で人気者。人工肛門の処理は奥さん任せ。大腸がんの患者さんだった。

七夕が近づいたある日、西田さんは病棟に飾る笹を取りに行くと言って奥さんと外出した。病院は森や林に囲まれて建っていて、笹を取るのは容易だった。ところが、立派な笹を握りながらも、大慌てで帰院され「パンクした！　パンクした！」と言う。患部周辺の潰瘍部分が裂傷を起こしたのだ。

この事件を境に、疼痛コントロールが徐々に困難となって行った。

ある時、「俺、痛みが我慢できなくなったら、どうなる？」と不安そうに質問して来た。私は、「大丈夫、鎮静剤でうとうとと眠っている状態で過ごすと、痛みから解放されますから」と答えた。

数日後、西田さんにナースコールで呼ばれると「婦長さん、今がその時だ。眠らせてくれ」と、彼は言った。麻酔科医の指示で処方された鎮静剤により、彼は痛みから解放され、最期の穏やかに過ごす時間となった。その間も、奥さんは片時も彼のそばを離れなかった。

西田さんの死は、病気や事故による怪我で入院中の若者たちにも影響を与えた。人気者だった彼を霊安室に見舞い、合掌した若者たちは、学んだのだ。あんなに大きな声を出して、元気そうだった西田さんが今、目の前で静かに眠っている。人は死にたくなくても、いつかは必ず死ななければならない、という現実を。

最後まで、影響力のある患者さんだった。

3.「で、わたし、どうしたらいいの？」（四十代　女性）

田部さんは病状が進行して、外来通院が限界となった。入院当日、私はいつものように病室に向かった。どんなに配慮があっても、家と全く異なる環境、それが病室である。
まず、入院の労をねぎらった。飲み物が用意できると伝え、幾らかでも緊張をほぐそうと思いやった。すると田部さんは、お茶をすすりながら、誰に言うでもない調子で呟く。

「で、わたし、どうしたらいいの？」

困惑したように言われたのだった。病棟には、規則正しい日課がある。それ以外の時間をもてあますとでも言いたいのだろうか。突然、自分だけの日課が始まるのだ。食事の支度、掃除、洗濯、買い物、様々な家事一切を家族にやってあげられることもない。不思議な日課であろう。マニュアル通りに、受け持ちナースから入院時のオリエンテーションを受ける運びにはなっているが、田部さんの孤独感を感じた。

とは言え、病棟の日常はプログラム通りに流れて行く。一日をどう過ごすのか？　治療以外の時間は長い。なるべく彼女の主体性に任せて、邪魔しないようにして見守ることも看護かと受け止めた。田部さんは最期まで特に何かを希望されることもなく、淡々と病棟日課の流れに乗って過ごされていた。田部さんが亡くなられた時の病室は、看取る家族と私たち看護者にとって、生と死が一直線であるかのように静かだった。

4.「ああ~実にタバコはいい」(七十代　男性)

某新聞社から電話を受けた。禁煙に関する記事を掲載する為、がんになっても禁煙できない人を取材しているという。咄嗟に頭に浮かんだ患者さんがいた。泌尿器系のがんが骨転移を起こし、四肢麻痺で寝たきり状態にも関わらず、煙草を吸うことが何よりも楽しみという草野さんだ。本人、家族、主治医の了解を得ると、新聞記者がカメラマンを連れてやって来た。

記事の内容はすっかり忘れたが、モノクロのその写真は強烈な印象を与えるものだった。看護師にくわえさせて貰った煙草をくゆらし、何とも幸せそうな横顔のアップだったのだ。

看護師たちも、忙しい中、良く付き合ってくれたと思う。何故なら、個室の草野さんは煙草を吸いたくなるとナースコールをしたからだ。しばらくしてナースコールも押せなくなるほど弱って来ると、鈴を鳴らして呼んだ。

それも叶わなくなると声の限りに呼んだ。ところが、その声はナースステーションに届かないので、隣の病室の患者さんが代行して「呼んでいるよお!」と知らせてくれる。すると、看護師は彼の元に駆けつける。

煙草介助を終えた看護師は、ナースステーションに戻って来るとぼやくのだった。

「婦長さん、草野さん、今回何本吸ったと思います？　三本立て続けよ！」

吸う力も弱っているだろうから、時間のかかることと言ったらない。看護師のストレスを横目に、「まあ！」と驚いて見せるのが関の山だった。

だが、草野さんは決して我が儘し放題の患者だったわけではない。自分の絶ち難い煙草三昧の生活を自覚し、看護師のことを「娘でもないのに、ようしてくれる」と涙ながらに感謝してくれたこともあった。

やがてお別れの日が来た。多忙で滅多にお見舞いに来ることの出来ない息子さんがやって来た。「お父さんは、どんな人？」と息子さんに尋ねると、柔らかい表情で答えた。

「親父は、これでもダンディな人で…婦長さん、人は死ぬときは満ち潮の時と聞いたことがあります。もし、そうなら今日の正午くらいです。海で仕事をしているから分かります」

息子さんの言葉通り、草野さんが旅立ったのは十二時一〇分だった。今では病室で煙草を吸うなんていうことはあり得ないことだ。だが、看護師たちの連携プレイにより、草野さんは、最期まで大好きな煙草を吸うことが出来たのだった。常に笑顔だった草野さん。満ち潮と共に、旅立って行った。

5. 「百万本のバラ」（八十代　女性）

単調になりがちな入院生活は、安静時間が長いものである。そこで、施設によっては「潤いと癒し」の試みが提供されている。それは、「音楽療法」「アニマルセラピー」「傾聴」「喫茶」「笑いヨガ」「園芸」などであり、患者さんのニーズを主体として行われている。動物や植物、音楽、美味しいお茶やコーヒー、お喋り、何気ない日常の風景が生まれて行くのだ。また、ケアの一端として、看護師にとっても心強いものである。

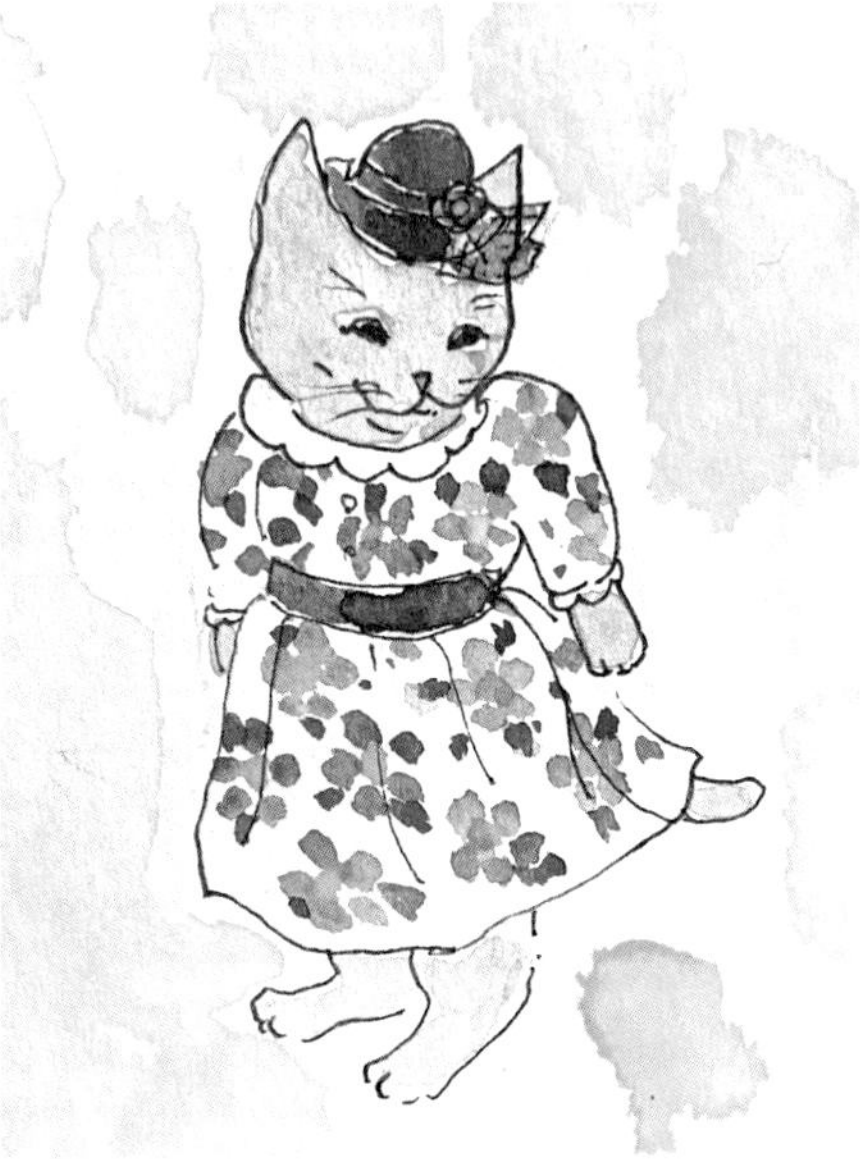

その風景の中にいる日野さんは、とても可愛いらしい八十代のおばあちゃまだった。日野さんに会うのは、ひと月に一度の外来受診日。消化器のがんを経過観察のみで治療はしない方針であった。言葉少ない日野さんだが、認知症もなく意思疎通は問題ない。ただ、体力的には付き添う娘さんの手助けが必要な状態であった。誰からも愛されそうな日野さんに会うのは、私にとっても楽しみであった。

診察室に入るなり、ツツーッと私のほうに寄って来るので、私が、「診察、診察よ！」と促すのが定番だった。その様子に、付き添いの家族も顔が綻んだ。

その笑顔！　外来受診が楽しい出来事とは思えないのだが、お手製の花柄ワンピースでドレスアップ、服に似合った帽子もかぶってお洒落していた。私が、「まあ。素敵！」と言うと、まるで童女の如き笑顔を放ったものだ。

やがて、日野さんはだんだん食事を受け付けなくなって入院となる。それからは、毎日会うことができた。幸い、辛い症状はない。枕元には、優しい笑顔のご主人の写真が立ててあって、いつ訪室しても穏やかなお顔の日野さんが居た。

そして、音楽療法士がやって来る日が近づいた。歌や、楽器演奏などで病室を回り、心に癒しと栄養を与える音楽療法である。

私が、「今週ね、好きな歌とか聴きたい歌を歌ってくれる人が来て下さるの。聴きたい歌とかありますか?」と尋ねると、日野さんの声はかすれていて、返事を聴き取れない。私は、うん? 何? と聞き返す。すると、「……バラ……」と聴き取れて、私

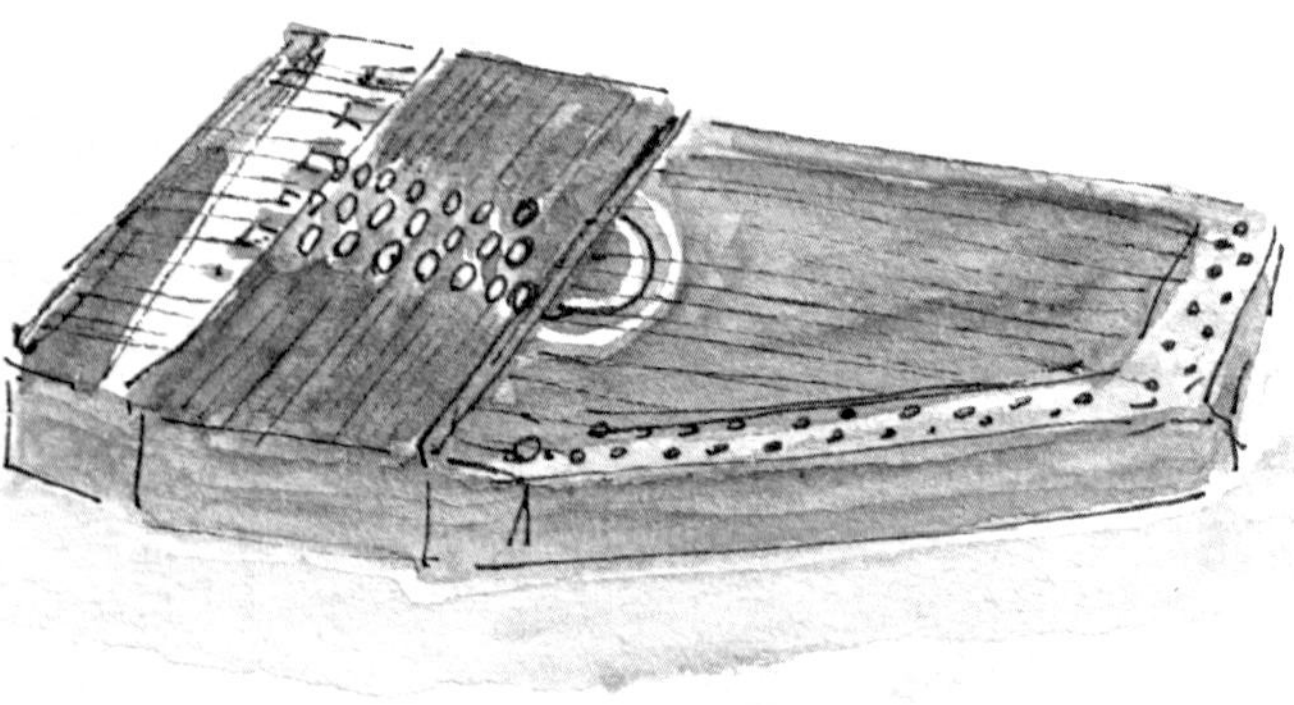

が「うん、分かった！『バラが咲いた』？」と返す。だが違った。正解は、「百万本のバラ」だった。その瞬間、あの外来での花柄ワンピース姿が浮かぶ。私は、「楽しみにしていてね」と伝えて、音楽療法士に電話すると、この曲は歌ったことがないけれど、練習しておきますよ、との返事。当日が待ち遠しい運びとなった。

さて、いよいよ「百万本のバラ」の日がやってきた。療法士は、小さな竪琴を横にしたようなオートハープという楽器を膝の上に置き、心地よい伴奏から始める。聴き入る日野さんは、穏やかな喜びの表情。

週一回の音楽療法は、何よりの楽しみだったようである。残念なことに、この曲に対する思い入れの源は分からない。訪室すると、まるで法悦の如きお顔で迎えて下さり、首を縦に振るか、横に振るかしかなかった。もっと言うと、言葉は要らないという表現に近い。

確実にお別れが近づいた週に、最後となった音楽療法。「百万本のバラ」を、もう一回、もう一回と指を一本立てて日野さんはリクエストをし続けたのだった。

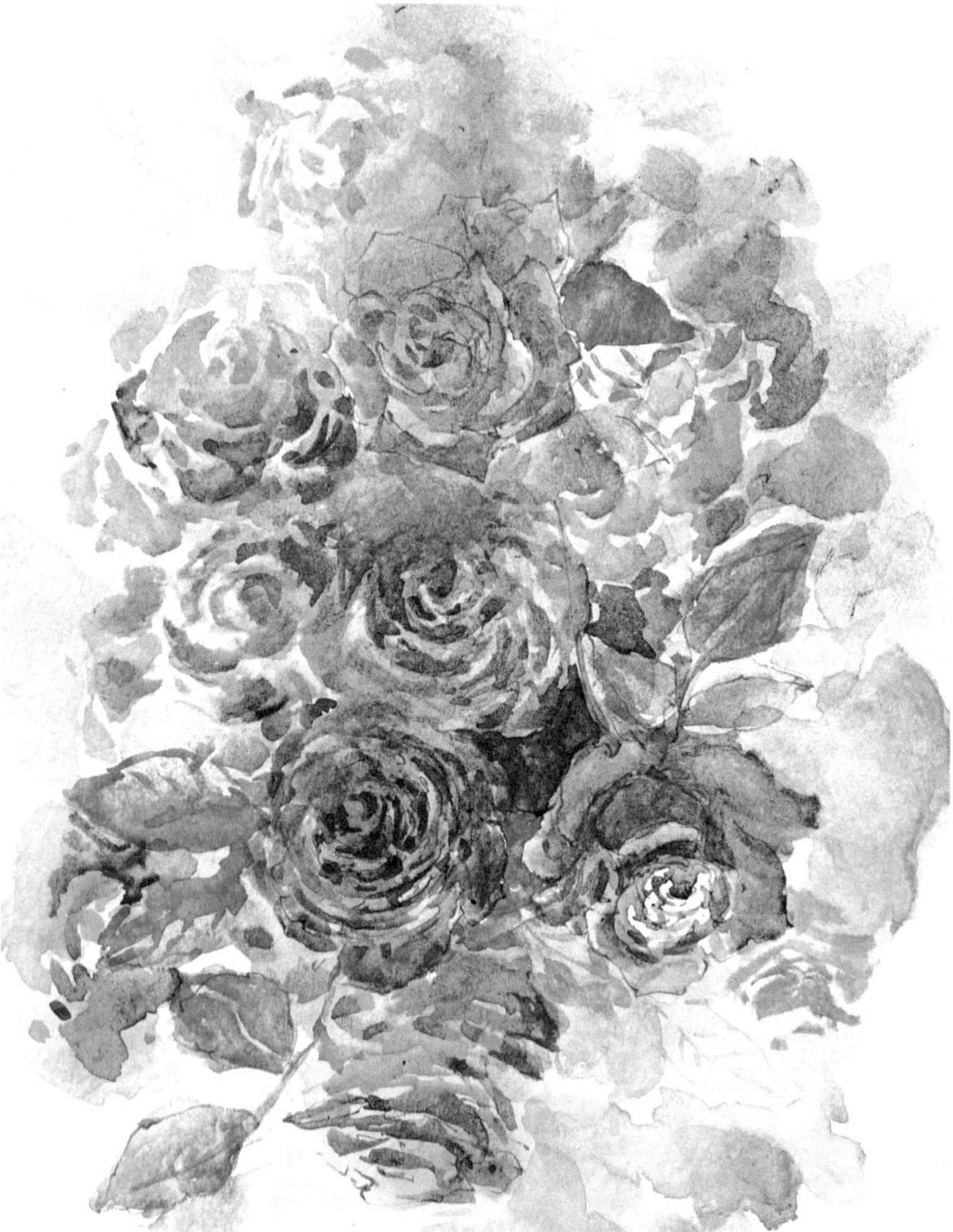

6.「私、こんなんで生きてていいの？　他の人はどうしているの？」（五十代　女性）

終日、病室で過ごす日々を送っていた新井さんが上記の言葉を呟いた。病気は治らないが、悪くもならない。時が止まったような感覚だと言う。歩行が困難になり、自らラウンジに出ることも出来ない。隣の病室の様子も全く分からない。閉鎖された環境の日常は、これからどうなるのだろう？　このままどうしたらいいのだろう？　といった不安を募らせる。「生きていていいのか？」という問いに対して、私は、「勿論よ！　私たちはこうして新井さんに出会えた事が嬉しいの」と答えた。

すると、ふっと新井さんの表情が緩んだ。自分は一人ぼっちではないのだ。自分のことを気にかけてくれる人がいるのだ、という安心感か？

患者さんは、入院が長引けば、長引くほど、家族に迷惑をかけるのを心配し、それを看護師に吐露する場合がある。そんな時私が答えるのは、

「迷惑かけていいの。一生懸命生きてきたのだから、病気なのだから、誰でも通る道だか

ら、いいの。いいの」

気の利いた返答ではないかもしれないが、私の心底の気持ちである。こう言うと大抵の患者さんは、柔らかく微笑んでくれるのだ。

7.「俺は、風呂に入れると聞いてここに来た。入れてくれ、足が痛い。動かすなよ！」

（三十代　男性）

須藤さんは、がんの転移で下半身麻痺状態だった。だが、彼を最も苦しめたのは下肢の痛みであった。須藤さんにしか分からない痛みである。激痛だと言う。転院前の病院で入浴介助が不可能だと言われたのにも納得がいく。だが、転院してきた当日に彼は早速、入浴を希望したのだ。私は看護スタッフに入浴を頼む。

ところが、ごく僅かの下肢の動きだけでも激痛が走る、と、大声で抗議する。どうやっても不合格で手に負えない。とうとう、最年長の私が病室に呼ばれた。何故か、怒鳴られながらもどこか憎めない。私が、「今、どう？　これで大丈夫？　いいかしら？　これでストレッチャーに移りましょうか？」とか、機嫌を取りながら介助浴室へ移動する。回を重ねると、名誉

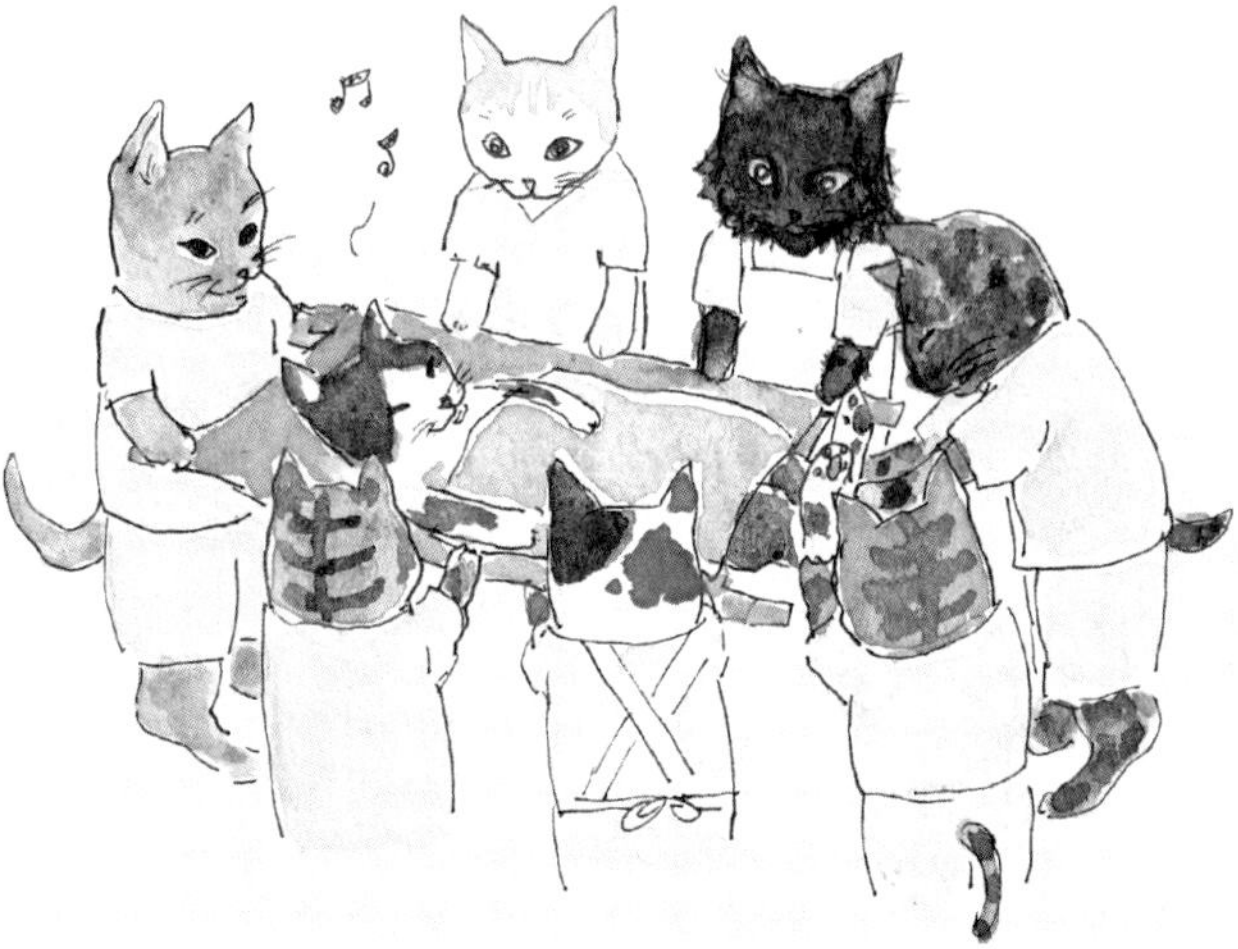

なことに、私はすっかり気に入られて入浴介助が毎週の日課になった。

ある日、いいことを思いついた。ベッドからストレッチャーに移動する時のタイミングにブレが生じない方法である。自分でも可笑しなことに、介助者全員が同じ歌を歌うと呼吸が合うのだ。ふと口について出てきたのは、童謡の「静かな湖畔」だった。私が、歌いだす。次に介助者全員が続く。すると、須藤さんまでが歌いだす。歌っているスタッフを数えてみたら、七人だった。七人が呼吸を揃える。こうして、ぶれない移動が完了となり、須藤さんの満足度もアップするのだった。

患者さんというのは、我慢することが多いだろう。彼ほど自己主張をしてくれると、かえって痛快だ。入浴介助がお気に入りの決まり事になると、気分も落ち着いて来てきたようだ。最期は、家族に見守られての穏やかなお別れとなった。

8.「〇〇には、絶対財産をあげない！　あなたにあげる」（七十代　女性）

入院、外来、施設見学等の相談事は、患者さん本人や家族からの電話を受けることから始まる。中には、そうでない場合もあり、患者さん本人が電話して来るなど、事前予約もなく直接来院することもあった。相談内容は多様だが、特に田中さんについては忘れ難い出会いとなった。ある日、ナースステーションの電話を受けると、突然女性の声が早口に喋り出した。

「あたしゃね！　死ぬ時そこに行くから、そのときは頼みますよ！」

私は、電話の相手がかなり興奮しているのが分かった。こういう場合には、特にこちらが落ち着いて対応しなくてはいけない。始めのやり取りだけで、電話が切られてしまう可能性があるからだ。内心の驚きを隠して対応する。

「どうされましたか？」情報を小刻みに確認すると、少しずつ事情が見えてきた。高齢独居老人で、本人曰く、頼りにならない身内が週一回来てくれて、冷蔵庫に食料を補給してくれていること。初診で乳がんの診断を受けて、精密検査を勧められたが、この医師の態度に強い不信感を持ち、以来全く医療を受けていないこと。そんなことがあって、彼女はすべての医者や福祉に不信感を持つようになったらしい。医者や福祉には世話にならないと強い口調で言われた。

その患者さんが田中さん。患部の手当は、自分でやっている。胸に古くなったタオルやら、布切れを当てている。死ぬ時に来たいということは、通常の外来受診を受ける気はなさそうである。孤独な療養生活で、当院の存在をどうやって手繰りよせたのだろうか。田中さんが話したいこと、話せることだけを傾聴して次に掛ってくる電話を待つことになった。

最初の電話から三か月過ぎたが、音沙汰がない。そこで気がかりになって、こちらから電話を入れてみた。やはり、症状が悪化の一途を辿っているのが伺われたが、またしても受診や入院はしない！　と言われる。

ところが、それからひと月もしない内に、田中さん本人から電話が入った。「いまから、そっちに行く！」患部の症状が、自己管理では困難になり入院を決意した模様であった。近親者の付き添いが無理とのこと、救急車で入院された。

頑なに入院を拒んでいた田中さん。患部からの異臭を紛らわせる為に、香水を振りかけていたと言い、傍にいるとむせ返る程の匂い。出会えて良かった、間に合って良かった。

直ぐに、必要なケアを始めた。入院当日には、音楽療法を受ける機会も重なった。音楽療法士に入院までの経過を報告、本人から断られる可能性もある、と伝えた。すると思いがけないことが起きた。音楽療法士は三十分経っても病室から出て来ない。一時間近く経って、ようやく顔を見せた彼女にその訳を聞いて驚いた。田中さんが一曲のみを何度もリクエストしたので、繰り返し歌い続けたという。頑なに他人を遠ざけていた田中さんの心を開いたのは、中村雅俊の名曲「ふれあい」だった。

ふれあい　―　作詞／山川　啓介

悲しみに　出会うたび　あの人を　思い出す
こんな時　そばにいて　肩を抱いて　ほしいと
なぐさめも　涙もいらないさ
ぬくもりが　ほしいだけ
ひとはみな　一人では　生きてゆけない　ものだから

ゆったりした一日の流れの中での患部の創傷ケア、散歩、入浴。これらのケアが田中さんのお気に召したらしい。

「こんなことなら、もっと早く来れば良かった」

と言った田中さんは、病院到着時の厳しい表情が消えて、優しいおばあちゃんの顔になっていた。その後の入院生活も、機嫌よく過ごされていた。一人で患部の手当をしながら、必死で片意地張って生きて来た精神的な抑圧から、解放されたからかもしれない。

体力も低下して、病室で寝ていることが多くなって来た頃だった。私に、しきりに何かを伝えようとするので顔を近づけると、「あの人（週一回来てくれていた身内）には、絶対財産をあげない！　あなたにあげる！」と言うではないか。

田中さんは死期が近いのを自覚していても、その身内の人との確執を引きずって過ごしていたのだろう。それが、私への財産云々の言葉となった。私は、どこかユーモラスな田中さんの言葉に、「まあ！」と驚いて見せた。実は、私はこんな風に財産をあげると言われることがよくあるのだ。だが、ただの一度も本当に財産を貰ったことはない。だから、お気持ちだけは有難く受け止め、驚いて見せたのだ。やがて田中さんは、モグモグと何か喋りながら寝入って行ったので、私はそっと退室した。

田中さんは、最期までその身内の方に対する頑な態度を崩さず旅立ってしまわれた。田中さんが、中村雅俊の「ふれあい」をどんなに心の支えにしようとも、たった一人の身内との和解は叶わなかった。

9．「この人はねえ、炊飯器の使い方も洗濯機も動かせないのよ」（八十代　女性）

戸田さんは、看護師がほっとする患者さん、という表現は適しているかどうか分からない。けれど、私たちが身構える必要がない患者さんであったことは確かだ。清拭や食事介助を受けるとき、担当の若い看護師を娘のように思ったのか、嬉しそうで、病室に漂う空気はいつも和んでいた。

「この人はねえ、炊飯器の使い方も洗濯機も動かせないのよ」

これは、ご主人に発した一言である。居合わせた私は、思わずご主人の方を振り向いた。八十歳を過ぎた子供のいないご夫婦。後に残される身を案じてのことだろう。ご主人はと言うと、優しい顔で苦笑するばかりである。ご主人は妻亡き後を、どう生きて行くのだろう。何しろ、ご飯も炊けないし、洗濯機も回したことがないのだから、戸田さんは気が気ではなかっただろう。

巡回中のエピソードがある。以前、故郷はどこかと聞かれて、宮崎の高千穂だと答えたことがあった。

ある日、ベッドに近づいた私に、手渡したいものがあると言われた。がんと分かってから後、夫婦で九州の旅に出た時、途中、宮崎県の天岩戸で買い求めたと言う土鈴だった。手のひらにすっぽり入るような、小さな神楽舞のお面。これを、私に渡そうとした瞬間、戸田さんの手から滑り落ちて、半分に割れてしまった。

小さな土鈴ですら手に握る力もない戸田さん。土鈴が割れた時のショックはいかばかりか。ただ、粉々ではなく、ふたつにパックリと割れたのが幸いだった。接着剤でくっつけて、ほぼ元通りになった土鈴を見せに行くと、大層喜んで下さった。抗がん剤などの治療を一切しないと二人で決めて出発した、ご夫婦の最後の旅。その記念の土鈴が、高千穂出身の私に繋がった。

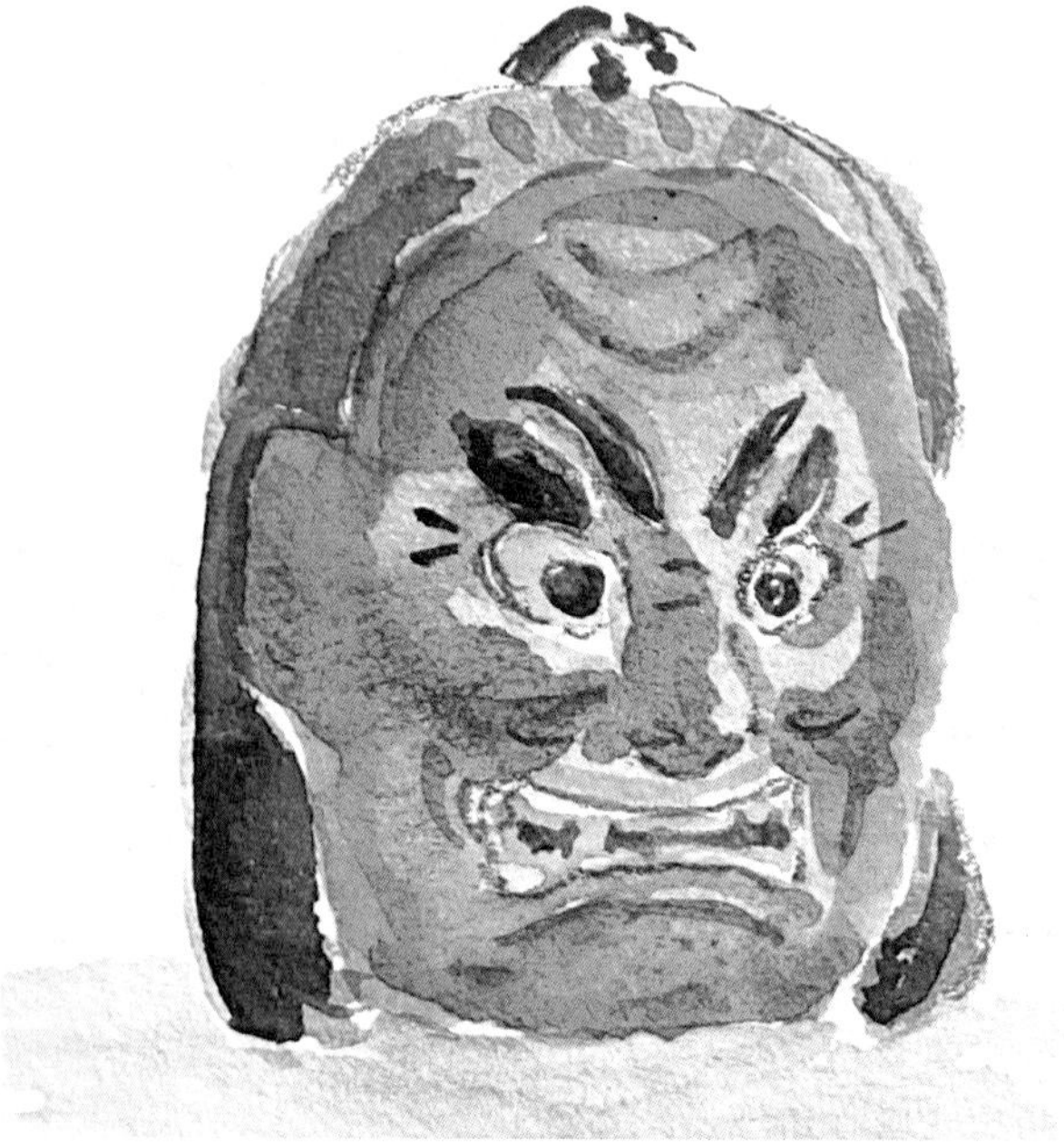

戸田さん曰く、
「もしね、あの世があったら、
この鈴鳴らすからね！」

私、「えーっ？　こわあい！」

穏やかな日々が続いていたが、やがて戸田さんは眠っていることが多くなって行った。その傍らで、守り神のように付き添うご主人の姿があった。そして、老衰のように、向こうの世界に旅だって逝かれた。

私の傍らにある土鈴はまだ鳴らない。いいや、鳴ったかも知れない。

10．「おおい、あれやってくれ！」（六十代　男性）

今日も、ナースコールを受けたスタッフが、「師長さん、○○号室の藤田さんがお呼びですよ！」と言う。藤田さんがお気に入りの、呼吸介助をやってくれ、ということらしい。苦しいのかな？　と思いつつ訪室すると、呼吸介助が必要でないことは直ぐに見て取れた。呼吸は安定していて、ご機嫌そのものの表情だったからだ。

仕草も可笑しかった。仰向けで、片手を腕枕にして盛んにお喋りが始まるのだ。私は、可笑しさをこらえながら神妙に呼吸介助を始めた。お喋りと、呼吸介助のタイミングが全く合わないのだ。呼吸介助を名目に誰かと話をしたかったのだろう。適当なところで、介助の手を止めて話し相手になる。

藤田さんは入院時から、とんでもない患者さんだった。外来受診の肺がん患者さんが心不全を起こして即入院の指示が出たとのこと。私が外来にお迎えに行ったのだが、肝心な本人の姿が見つからない。外来を一周して探す。まさかと思いながら覗いた喫煙室に、黒いカウボーイハットを被って煙草を吸う姿！　その人は「オッ！」と手を上げる。これが、出会いだった。

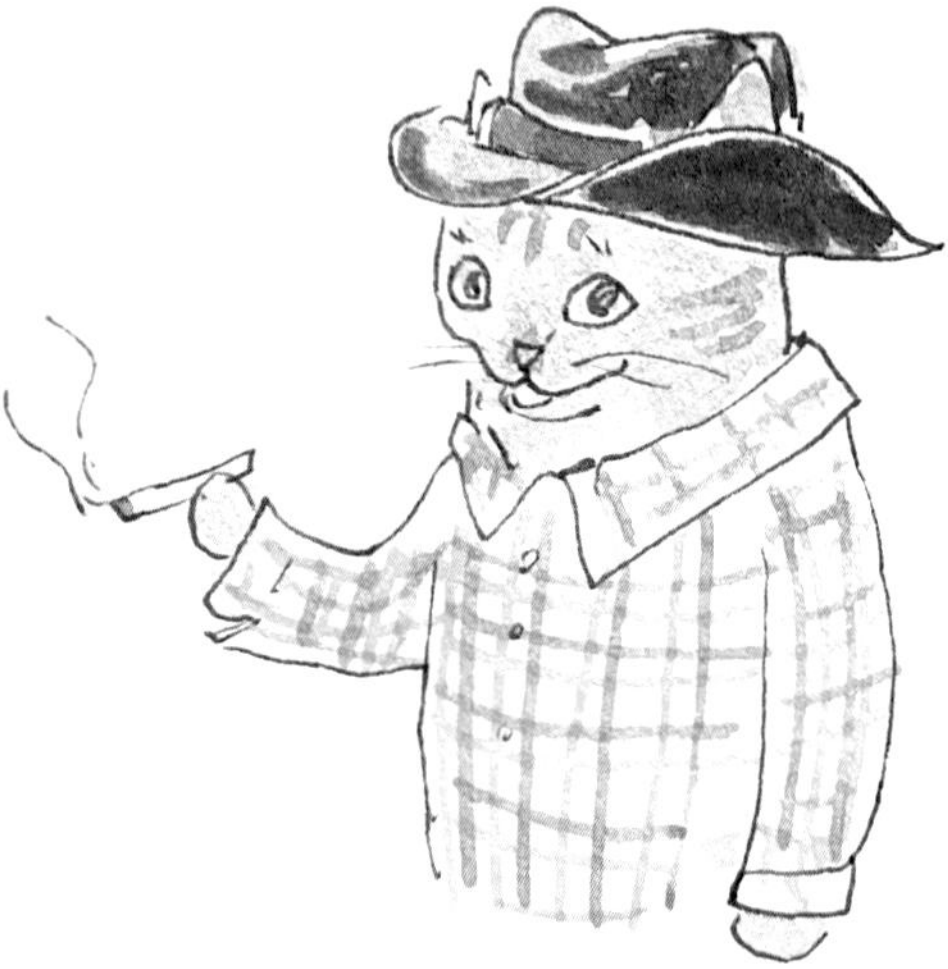

　病室に案内すればしたで、怒涛の如く要求が始まった。個室に置きたい自宅の品々のリスト。絵画、テーブル、机、花瓶、ありとあらゆる分野の本、ギターに楽譜、それらは三十項目を軽く超えていた。本人は大真面目である。呼吸困難感を抱えながらも、これから始まる入院生活への期待感に溢れていた。修学旅行の学生さんのようだ。無理難題とは思いつつ、本人の意思を尊重して、仕事中の息子さんに電話で項目を読み上げた。電話の向こうから呆れた声が聞こえる、「ほっといて下さい。いつもあんな感じの親父ですから！」そういうわけで、要求品は何一つ手に出来ないことが判明したが、本人は文句も言わずにあっさりと諦めたのだった。

私たちナースは、患者さんが痰を十分に吐き出せない苦しさに対し、日頃から呼吸理学療法の呼吸介助や、排痰補助法をやってきた。藤田さんにも行うと、これによって安楽な呼吸を体感でき、安心して療養生活を送ることが出来た。

数週間後には、外国で暮らしている娘さんが駆けつけたのだが、親子喧嘩を見せつけられたりもした。やがて、病状が深刻な状態になり、お別れの日がやって来た。臨終場面には、家族、親族に囲まれた静かな時が流れて行く。私は、心肺停止が迫っている中で、藤田さんお気に入りの呼吸介助をやっていた。これは、延命ではなく、最期の慰めのケアのつもりだった。それなのに、藤田さんは一向に旅立たない。もしかして何か心残りがある？　呼吸介助をしながら、私は涙を流す家族を背に尋ねた。

「もしかして……どなたかを待っているのではありませんか？」すると、背後がざわめいてきた。

「もしかしたら、お母さん!?」

と言う声がする。離婚した奥さんに会いたいのかも知れないと言うことになった。家族で相談の結果、急遽連絡を取る手配が始まる。

私が、「どれくらいで、来られますか？」と尋ねると、何と四時間はかかるとのことではないか。今から四時間！　直ぐにでも呼吸停止かと思ったので付き添っていたのだが、四時間とは長すぎる。こうなったからには、何としても間に合って欲しいという一心で呼吸介助を続け、奥さんの到着を待った。ついに、奥さん到着。藤田さんは、奥さんの到着後間もなく亡くなった。思い残すことがなくなったからか。

後で聞いた話だが、出棺は和装でとの本人の願いで、用意してあったそうだ。だが、家族の手ではどうにも上手く着せることができない。体裁よく整えたのは別れた奥さんだった。今は他人になった奥さんまで巻き込んで、最後まで周りをあたふたさせて笑っていそうな藤田さんであった。

11.「この人まだ分かっていないの」（四十代　女性）

病室のドアを開けた瞬間、只ならぬ気配。岡田さんのご主人がベッドの脇に座っている。岡田さんが言う。

「婦長さん、この人まだ分かっていないの！」

「そう言ったって……」と困惑顔のご主人。

夫婦げんかの只中に遭遇してしまったようだ。気まずいけれど、今更部屋を出るわけにもいかない。

岡田さんには、短大生と小学生の二人のお嬢さんがいる。下のお嬢さんが春から中学生になるので、入学式に自分が着るドレスを準備しておいたのだった。だが、岡田さんは、自分の命が入学式までは持たないだろうと自覚していた。せっかく買っておいたお気に入りのドレス。それを自分が亡くなった時に着せて貰いたい。そのために、ご主人に「持って来て」とせっついているのだが、ご主人はぐずぐず言っては持ってくるのを先延ばしにしているのだった。

それが、「この人まだ分かっていないの！」という悲痛な叫びになったのだった。ご主人にしても、岡田さんの深刻な病状を把握しているとはいえ、それを認めたくない気持ちがどこかにあって、死に装束だとわかっている服を持って来るのをためらっているのだろう。私は、この問題を二人に任せてそっと退室した。

岡田さんは人生を精一杯努力して過ごしてきた人だ。理容師の仕事と子育て。五年前に婦人科のがんに罹患してからは、仕事と治療の傍ら、理容師の施設ボランティアまでされていた。しかし、容赦なくがんは再発、転移しあっという間にターミナル期になってしまい、余儀なく入院となった。人生設計をきっちり立てて生きて来た岡田さんにとっては、予想外のことだったろう。現代医療に期待して治療したものの、思わしくない結果となり、緩和ケアを受けることになった。夜勤ナースも、岡田さんが一人考え事をして、寝つきも悪いことを報告していた。

ご主人との言い合いの数日後、岡田さんは面会に来たお嬢さん達とお別れの会話をした。まず下のお嬢さん、そして次に上のお姉ちゃん。お嬢さんたちの表情からはお話の内容は窺《うかが》い知れなかったが、岡田さんが、この期に及んでも、きっちりとこの世での自分の務めを果たされたのだとわかった。

出棺の時、岡田さんは、ブルーのサン・ローランのドレスに身を包んでいた。それは、ご主人に持ってくるように再三頼んでいたあのドレスだった。

12. 「どうしたらいい？　ちっとも死ねない」（五十代　男性）

中田さんは、発症前は、大企業の部長だった。四年前に発症した肝臓がんが再発して、腹水や黄疸の症状が出たために、緩和ケア病棟に入院された。一月の寒い日であった。

病棟でも苛立った表情や深刻な様子も見られず、病棟日課に合わせた自分なりのスケジュールを組んで、「結構やることが多いんです」と笑顔を見せていた。一月から二月にかけて、腹腔穿刺《せんし》で腹水を除去する処置や、上腹部の疼痛に対して薬物療法などがなされた。

しかし、三月を迎え桜の開花が待たれる頃になると、全身の倦怠感や食欲低下が見られるようになった。それとともに、気力も奪われていくのだ。そんな中で奥さんや、一人息子、そしてお孫さんのお見舞いが唯一の楽しみであるようだった。

「もう行く覚悟は出来ているんだ。今年の桜は無理かなあ」そんな会話を私とした。

無理かと諦めていた桜の季節が巡って来た。中田さんは、病室の窓から満開の桜を眺めて、

「もう一度、桜が見られるとは思ってなかったなあ」と呟いた。そして言うのだ。

「どうしたらいい？　死ぬつもりで来たのに、ちっとも死ねない」

その日はいつやって来るのか？　という問いかけでもある。良くもならず、悪くもならない、まるで時が止まったような日々が過ぎて行くのだ。

余命一か月と言われ、その覚悟で緩和ケア病棟に入院した。それは、患者さんも家族も同じ覚悟である。だが、実際には、一か月過ぎ、二か月過ぎ、更に三か月過ぎても、状態に格段の変化がない時がある。頻繁に見舞いにやって来ていた家族にも疲れが見え、患者さんにも戸惑いが現れる。

そんな時、私は、患者さんには、「今が一番良いときですよ」と言うことにしている。家族の方々にも、「今が良いときだったと、後で思える日が来ます」と声をかけるのだ。実際本当にそうなのだ。私がこんな風に現在の状況に肯定的な事を言うと、患者さんも家族の方々も、ほっとする表情を浮かべられる。こんな状況もまた、素晴らしい天からの恵みであるような気がするのだろう。

ちっとも死ねない、と呟いていた中田さんだったが、昏睡により意識もはっきりしない時間が増えて来て、奥さんの「お父さん！」という声に僅かに頷くだけになった。病室の窓の外の桜がはらはらと散る中、中田さんも旅立っていかれた。

13.「わたしは、独身で」（四十代　女性）

江崎さんは初診時から、おぼつかない歩き方で、その姿は痛ましかった。すでに腹水が溜まって、これ以上膨らみようがないほどだった。驚いたのは、この状態で未だに働いているというのだ。通勤の車の運転姿勢は、腹部を圧迫しないで済むので大丈夫なのですと、気丈に答えた。さらに、治療は一切していないという事実にも驚いた。

最初に訪れた病院の医師に不信感を抱いたことから、治療を断念したのだと言う。では、他の医師に受診をする、という考えは無かったのだろうか。毅然とした江崎さんの態度は、それが愚問だと言わんばかりの空気が漂っていて、言葉を呑み込んだ。四十代の独身で、七十代の母親との二人暮らしだという。母親との生活を支えるために、私が働かなくてはならないのです、と言う。だが、ここに来て日常生活を送るのも辛くなって来ており、もしもの時は入院させて欲しいという希望だった。

その初診からわずか一週間後、江崎さんは入院を希望した。お腹が張って、仕事ももはや続けられないとのこと。「頑張って来たけれどもう限界です」と、悔しそうに言った。一切治療の経験がない、ということで化学療法の効果を期待しての入院となった。病名は、「卵巣がん」。化学療法が開始されると、腹部に溜まった腹水の張り感が和らいで楽になって来た。また、表情からは入院したことでの安堵感も伺われた。

幾らか食欲も出てきたことも江崎さんを落ち着かせた。しかし、重篤な状態であることには変わりない。入院生活にも慣れてきた頃のある日、私が経過観察の為に病室に出向いた時のことだった。自宅で一人過ごす母親の心配事や、学童保育関連の仕事の楽しかったこと、その仕事は自分に合った仕事で、こんな身体になってもギリギリまで頑張れたことなどの話をしていた。すると、彼女は突然口を閉ざした。

そして静かに言ったのだ。

「私には、娘がいます」

確か独身だと聞いていたので、思わず江崎さんを見ると、彼女は話を続けた。成人式を迎える長女と、高校生の娘さんがいるという。

「四年前に離婚したんです。それ以来娘たちとは連絡を取っていません。娘たちからも何も言ってきません。でも、娘たちのことを忘れたことはひと時もないのです。ですが、こんな今となっては、娘たちに会いたい気持ちが募ります。せめて自分が寝たきりになる前には、是非会いたいのです。連絡を取っていただけますか？」

江崎さんは、家の電話番号を教えてくれた。江崎さんも娘さんたちの反応が気になって、自分で電話する勇気がないのだろう。私も、娘さんたちがどのようにお母さんの状態を受けとめるかはわからなかったものの、その電話番号に電話した。

電話口に出たのは娘さんの一人だった。私が、自分が病棟の師長であること。そして、お母さんが今重い病気で入院していることを伝え、「お母さんが、お二人に会いたいとおっしゃっていますよ」と言うと、電話口の向こうの娘さんは絶句した。これまで連絡がなかったお母さん、そのお母さんが自分から連絡を取ってくるということで、かなり重病だということが伝わったのだろう。

おもむろに、娘さんが言った。「わかりました。会いに行きます」そう言うのが精いっぱいという心持ちが電話線を通じて伝わって来る。

約束の日、面会前に医師から病状の説明を受けた二人の娘さんは涙に暮れていた。だが、久しぶりに会う母に涙を見せるわけにはいかない。涙を拭いた後、毅然とした足取りで、お母さんの病室に入って行った。

14.「驚かないでくださいね」（五十代　女性）

私がホスピスについての講演に出向いた時のことだ。会場の文化会館で話をしていると、最後列の女性に目が留まった。時折ハンカチを目に当てながら話を聞いている。講演が終わった時、その女性が私のところに近づいてきて声をかけた。

「三年前のその節は、姉の安藤がお世話になりました。私は、妹の柴田です」

安藤さんのことは、すぐに思いだすことが出来た。妹の柴田さんは、お見舞いに来るときには、必ずパンをたくさん焼いて、ニコニコ顔でナースステーションを訪ねてくれたものだ。安藤さんにはもう一人妹がいて、三姉妹だった。

初診時、安藤さんは患部の胸を見せるとき、「驚かないでくださいね。こんな傷見たこともないでしょうから……」と言った。乳がんである。安藤さんは、標準治療を受けず、経過を見るだけの治療を選択した。そう決断するには当然理由があった。安藤さんの母親も乳がんになり、長患いの末に亡くなったという。母親が苦しい治療の効果もなく亡くなったことが、安藤さんが治療を受けないという選択に繋がった。

安藤さんは独り暮らしだったが、体の変調を我慢するのも限界にきた時、妹に連絡をしたそうだ。

「会いたいから、来て欲しいの」

妹は、病気を知らされていなかったから、「何？　会いたければお姉ちゃんがこっちに来たら？」と答えた。そこで、安藤さんが妹を訪ねることになった。バス停まで迎えに行った柴田さんは、バスから降りて来る、久しぶりに見る姉の姿にショックを受けたという。あのはつらつとして元気だった姉の面影はどこへやら、降りてきたのは、痩せて衰弱して、歩くのもようやっとの姿だった。

ただ、遊びに来ただけと思った姉は、亡くなる前のお母さんの姿を彷彿させた。安藤さんは、妹さんに、自分の病気のことを一切知らせずに、やって来たのだった。そのまま妹宅に身を寄せて、近くのクリニックで痛み止めを貰うのだが効かない。とうとう全身状態も深刻になり、私のいる病院にやって来たのだった。

入院して、痛みのコントロールと創傷ケアを受けると、穏やかな日々がやって来た。妹さんのお見舞いの時の印象深い風景がある。病室のベランダに腰かけたお姉さんの足を、優しくゆっくり洗っているのどかな風景だ。バックには、宗次郎のオカリナのＣＤが流れていた。

講演会場での妹さんとの再会から、さらに三年が経った。私は、妹さんたちの住んでいる所の近くを訪れた際、連絡を取ってみた。そこで、久しぶりに二人の妹さんとお目にかかることになった。よもやま話の後、私が「お姉さんがいつも聴いていた、あの宗次郎のＣＤ、何ていうタイトルでしたっけ？」と聞いてみた。すると、柴田さんは、「実は、もう六年も経ったのに、姉の荷物はそのまま開けていないんです。開けたら、居ないことを認めるような気がして」と言う。すると、もう一人の妹さんが、「私もよ。私のところにあるお姉さんの荷物には、まだ触れないでいるの」と言うではないか。

三人姉妹の深い絆が、伝わって来た。どれほど時間が経過しても、お姉さんはいつも心に生きているのだと改めて知らされた。そして、看護師として出会った私にも、あのオカリナの優しい音色が今でも耳に響くのだ。

15.「死ぬまでどう生きたらいいのか、分からんのです……」（八十代　男性）

昼過ぎに、看護師の報告を受けた。

「野田さんの奥さんが、泣きながら廊下と病室を行ったり来たりしています。どうしたのでしょうか？」

病室を訪問してみると、確かにいつもの雰囲気とは全く異なっていた。野田さんは、一代で会社を築き上げた人だ。会社は長男が継ぎ、孫も経営に関わっている。妻は、古希を迎えたばかりで元気そのもの。これから妻と二人で老後を楽しもうとしていた矢先の入院だった。前立腺がんは、野田さんの老後の計画を一変させた。骨転移の腰痛は、薬物療法で緩和されてはいたが、歩行は困難な状態であった。けれど、病前の会長だった頃の風格はそのままで、とても話し好きといった印象の患者さんだ。私が、ベッドサイドに近づくと言った。

「死ぬまでどう生きたらいいのか、分からんのです……。宗教も役に立たない……」

野田さんご夫婦はある宗教団体の信者で、生活全般において信仰が支えとなっていたそうである。医師から入院を勧められた時や、自分の命の限りを知らされた時も、遂にその時が来たかと、自分でも不思議なくらい冷静に受け止められたという。夫の態度に、妻も今まで通りに接していく覚悟だった。

ところが、ここに来て「何故？　どうして老衰ではなく、がんなのか？」と、気持ちが少しも楽になっていない自分に気づく。何がそうさせたのか、本人にも分からないのだった。途方もない落ち込みが心に滑り込む。信仰が人生の危機に救いになると、そう信じて生きてきた。だが、必ずしもそうではなかった。

妻は、二人三脚で生きてきた自分たちなのに、夫が窮地にいるのに何もしてあげられないと自分を責めた。どうしていいか分からず、病室を出たり入ったり、オロオロしていたのだった。

暫く傾聴する。見つからない答え、涙する奥さん。

私は、「辛いんですね……」と声を掛けて、心を込めて傾聴に努める。野田さんは、人生を回想するかのように、ぽつりぽつりと語り始めた。奥さんとゆっくり国内旅行の計画があったこと、会社は息子に任せて、孫の代にも期待していることなど。

涙する奥さんを慰めたり、野田さんに相槌を打ったりして時が過ぎた。

「師長さん、どうなりますかね?　あの世はありますかね?」

私は言う。「あの世。そうですね、誰も経験したことがないけれど、いろんな人が臨死体験したあの世を語っています。アメリカの精神科医エリザベス・キューブラー＝ロスという博士が、生還した数多くの臨死体験者から聞き取ったところによると、あの世に向かう時、それはそれは美しく輝く眩しい限りの光がやってきて、包まれ、最も自分を愛してくれた人が出迎えてくれる、誰も独りぼっちでは死なないと言っていますよ。死後にも世界があり、繭から蝶になる過程だと」

野田さんは、病気の快復は望めず死と向き合う今となって、死後の世界はあるのか？　死んだらどうなるのか？　と問いを伝えたかったのだろうか。

さらに、私は、入院患者さんのご主人から直接聞いた話も加えた。

「家内は、あの世とこの世を行ったり来たりしています。彼女が言うには、あの世は素晴らしい所だそうです。美しい光に包まれて、草花が咲き誇り、なんのストレスもない！　早く行きたいと言っているし、私も早く行かせてあげたいです」

実際、看護の場面で多くの人を看取った。一人一人全く異なった人生にも関わらず、「死」という「生」の続きの入り口で、誰一人「死にたくない」ともがく人はいないのだった。どこかの節目で「手放す」ことを覚悟したかのように。

話すのも聞くのにも疲れたのか、野田さんは静かに眠っていった。

16．「ワタシ、ホームレスニナルトコデシタ。頼リニシテマス」（四十代　女性）

大野さんは、在宅訪問診療とケアを受けていたが、夫と社会人の長男、大学生の次男の男性ばかりの家庭で、身の回りのことや、保清などのお世話が大変になった。そういう事情を抱えての入院だった。入院時から寝たきりで、自力歩行は困難な状態だった。本人も病状は楽観できないことを理解しており、入院で安堵したのか、穏やかな表情が印象的な人で、筆記で気持ちを伝えて下さった。

「ワタシ、ホームレスニナルトコデシタ。頼リニシテマス」

頭頸部がんで発声が困難なための筆記である。「ホームレス？」大野さんは軽く笑った。とにかく、身体を拭くとか、トイレの苦労とか、寝たきりで清潔を保つのに苦労した、ということらしい。横で私とのやり取りを見ていたご主人も、苦笑しつつ安心した様子だった。

筆談ノートには、びっしり書き込みがあり、元々話好きなのだろうと思われた。ノートは、カタカナ、ひらがな、漢字、どちらかというとカタカナが多く、判読できないのもあったりした。

病気のことに留まらず、世間話もあって楽しい内容であった。日が経つにつれ、次第に面会者が増えていくと、筆談ノートが大活躍で、病室は面会者の笑い声に包まれていた。

17.「コーヒー二つ」（五十代　女性）

山本さんは、自営業の夫、この春から東京の大学に進学する長男との三人暮らし。二年前、乳がんを発症し、西洋医学を一切選択せず、漢方薬で治すと決心し闘病生活を送った。結果的に、リンパ節の腫大と患部の重症化が山本さんを疲弊させることになる。その後リンパ節転移のため、厳しい寒さの二月に入院となった。入院時は、病院玄関から一人で歩くことができる状態であった。病室に落ち着くと、直ぐに痛みの治療や患部の手当などが開始されたが、病気と闘って来た強い意思を感じる雰囲気で、弱音を吐くことなく、頑張られた。

私の病棟では、入院中に誕生日がやってくると、記念写真や花束にメッセージを添えてお祝いをするのが習わしで、山本さんにもその日がやって来た。お母さんとご主人、スタッフ皆が集まった所で、写真を撮ると聞いた山本さんは、

「ちょっと待ってね！」

と言い、引き出しから口紅を取り出して手鏡を手にした。鮮やかな色の口紅は、周りまで明るくなるほどお似合いだった。丁寧に塗られた紅色も祝福された山本さん。皆の歌うHappy Birthdayを聞く彼女は、ここが病室だということを忘れさせるほど、自然体そのものの笑顔だった。

時間にして僅か三十分足らずのパーティ。家族やスタッフがそれぞれに病室を去った後、私と二人になった。

私は、山本さんが少々疲れたかな？　と感じたので、少し休みましょう、と声を掛ける。すると、パーティの余韻も覚めやらぬかのように彼女は、

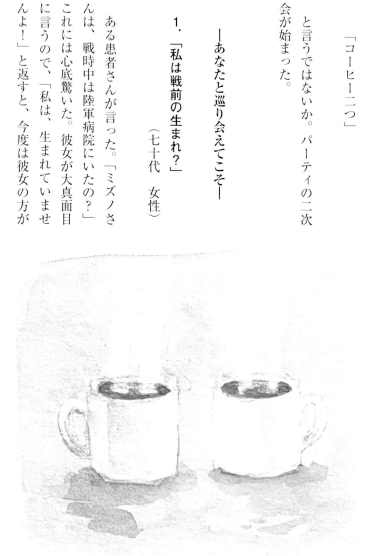

「コーヒー二つ」

と言うではないか。パーティの二次会が始まった。

―あなたと巡り会えてこそ―

1.「私は戦前の生まれ？」

（七十代　女性）

ある患者さんが言った。「ミズノさんは、戦時中は陸軍病院にいたの？」これには心底驚いた。彼女が大真面目に言うので、「私は、生まれていませんよ！」と返すと、今度は彼女の方が

目を丸くして驚いた。いくらなんでも戦時中はないでしょ、と思ったが、どうもそれだけ古株の看護師と感じたらしい。

患者さんとのこのような頓珍漢なやりとりも楽しい。

2.「ラストコンサートだよ！」裕一君の卒業式（十代　男性）

高校の卒業式を控えていた裕一君は言った。

「僕には夢がある、卒業式に出たいんだ。行けるかな？」

私は、勿論行けるし、一緒に行こうね、と答えた。卒業式の朝、裕一君と出掛ける準備をしながら、「お祝いは何がいい？」と聞いてみる。

「一晩でいいから、婦長さんに僕に付いて欲しい」

彼の「付いて」と言う意味は、私に一晩呼吸介助をして貰いたいということだ。彼は、がんの転移により呼吸をするのが苦しく、呼吸介助をして貰う必要があったのだ。

一日一日を生きるだけでも精一杯だった裕一君は、普段は呼吸困難な為、会話をするのが辛くて、私ともあまり話せなかった。だが、ナースステーションが見える位置に、ベッドの向きを替えて欲しいと言うので、希望を叶えてあげた。

すると面白いことが度々あった。ふと、顔を上げると、彼と目が合う。互いににっこり。私が手を上げて挨拶、彼も手を上げて返す。

卒業のお祝い、何を欲しがるかな？　それは、思いがけず物ではなく、私の手だった。私が、「全然お金かからないじゃない！」と笑うと、実に嬉しそうに微笑んだ。

いよいよ卒業式の当日となった。主治医、私ともう一人の看護師は、裕一君のご両親と一緒に学校に行った。本当の卒業式は午前中に終わっていたが、学校の応接間で卒業証書の授与式が彼の為だけに執り行われた。ストレッチャーの上の裕一君は、横たわると呼吸が苦しいので、酸素マスク姿で足を投げ出して体を起こしている。だが両手でしっかりと卒業証書を受け取った。これでいい、さあ、早く病院に帰ろう、呼吸するのがやっとの状態。

その後、思いもよらないことが起こった。担任の先生が、「君に皆が会いたがっているよ、会ってくれるかい？」と言われた。想定外ではあったが、裕一君はゆっくり頷いた。それならばと、応接間を出ると、同級生が廊下の両脇に勢揃い。花道を作り、割れんばかりの拍手をしたのだ。そして、吹奏楽部の演奏が始まった。素晴らしい！　胸が一杯になって涙しているのは、お母さんと私たち看護師で、本人はVサインの満願の笑顔であった。

今度は級友がストレッチャーを押す。皆の輪に入って卒業写真を撮っている裕一君は、爽やかな若者そのものだった。

帰路に就く寝台タクシーに乗りこんだ時には、大勢の学生さんたちが、車の脇で見送りをしてくれた。だが、相当疲れたのだろう。「お友だちが皆、手を振っているよ！」と伝えても、彼は目を閉じたまま頷くだけだった。満足げな微笑みを浮かべて。

病院に戻ると、お母さんは一時自宅に戻った。

裕一君と二人になった私は、約束の卒業プレゼントの呼吸介助を始めた。そして、短い言葉で話をした。彼は呟く。

「もう僕には夢がなくなったよ。卒業式が終わったから」

私は言葉に詰まってしまう。「君は若いのだから、何かない？　考えてみて？」すると、一瞬戸惑ったような表情だった彼の顔がぱっと明るくなった。

「ねえ、今建てているあの新病棟に僕も移れる？」

「もちろんよ！　君の名前はリストに載っているわ。一緒に引っ越そうね」と答えると嬉しそうな表情。

すると、

「僕、あの新病棟が出来たらコンサートを開くよ！」と言う。

将来の目標は作曲家になること、今まで百以上の作曲をしたそうだ。新病棟のコンサートで彼の作品を披露すると言うのだ。「まあ！　なんて素敵なことなの！　いいこと思いついたわね」と私。

私は心から嬉しくなった。だが、彼は、横に立って呼吸介助する私の方を振り向いて、自分にも私にも言い聞かせるように言った。

「婦長さん、ラスト・コンサートだよ」

そう？　返す言葉が見つからない。彼の右側に立って、私の左手が背中に、右手は前胸部に、呼吸に合わせて軽く呼気を助ける。

真夜中零時に深夜勤の看護師が来た。介助を交代するから休んで、と手招きする。そこでそっと付き添いベッドに横になった。すると即座に裕一君は「婦長さんは？」と問う。交代に感づいたのだ。「ここに、居るよ」と言うが、大層不満らしい。

「僕に、付いてくれるって言ったのに……」口を尖らす。

「はいはい。」私は笑って起き上がり背中に手を回すのだった。午前三時にも同じ事が起きた。裕一君は、手が変わると一早く気づくのだ。

私の手が触れること、これがどれほど安心感を与えるかを、裕一君は教えてくれた。

朝になり、約束通りお母さんが帰って来ると、

「婦長さん、もう帰っていいよ」日曜日の朝になっていた。

裕一君の屈託のない笑顔でなされた、一晩中呼吸介助をするという依頼は、私からの卒業プレゼントの筈だった。だが、その裕一君によって私はまさに「看護はよろこび」という体験をプレゼントして貰ったのである。

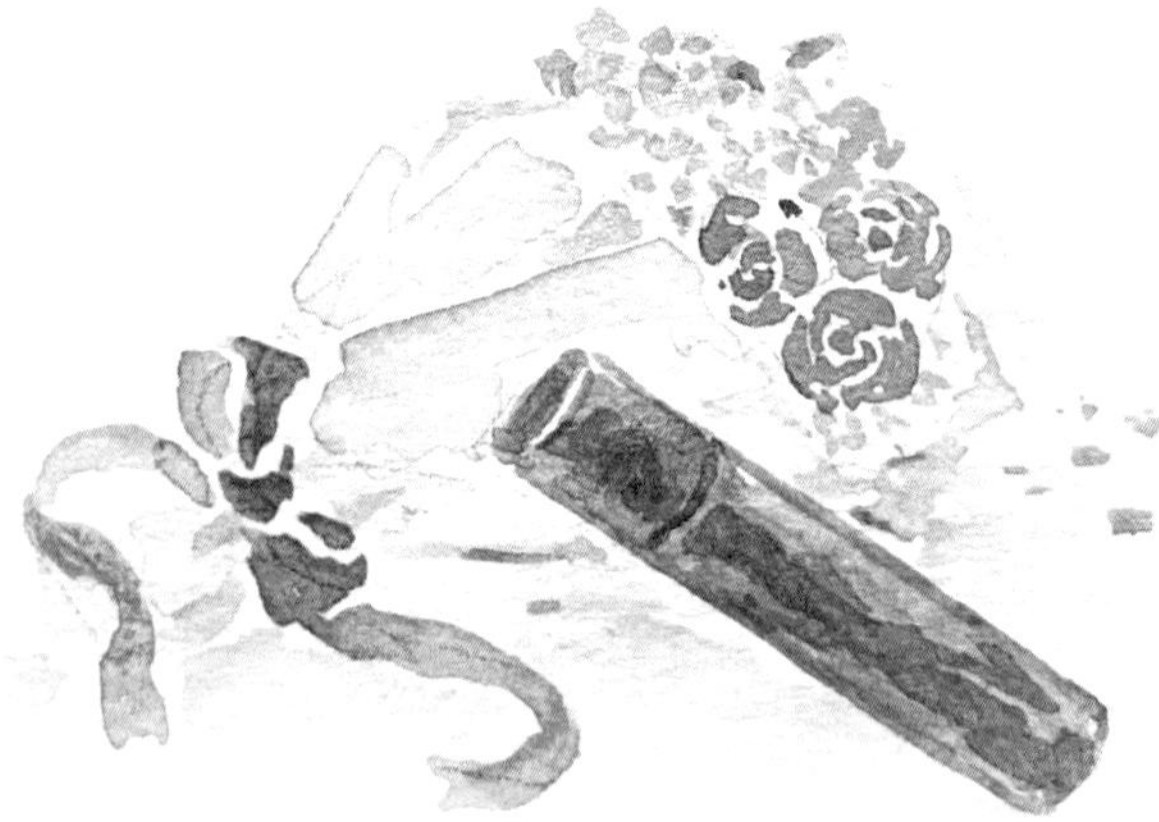

その呼吸介助の一夜から三日過ぎた深夜、裕一君は旅立った。ラスト・コンサートの夢を道連れに。

3. 「婦長さん、大間違いよ」（四十代　女性）

「誰にも会いたくないと思っていたの。でも、なかなか死なないから、生き方を変えようと思って。来てくれた人がびっくりするから、マスクをして会うわ」木下さんは、体重が三十キロ台になり、面会謝絶を希望していた。だがマスクをすることで、面会を開始した。

面会者は次々に来たが、木下さんの病状は進み、終日ベッドに臥せて、声が出なくなってしまった。

とうとう口形で読み取るようになったある日、私に何かをしきりに伝えようとした。私には、口形を読み取る自信があった。しっかり、口元を見て、落ち着いて読み取る。「ワタシ　モウシヌ」と読み取った。

「うん？　もう死ぬの？」と私。次の一瞬、彼女はニーッと笑った。目が、「婦長さん、大間違いよ」と語っている。どうも、そうではないらしい。

何と彼女は、「アイスクリーム」が食べたいと言ったのだった。

「ごめんなさーい！　間違えたわ」と謝りつつアイスクリームを用意した。

4．「私には二人の息子がいます」（六十代　女性）

後藤さんは三十五年という長い年月、精神科病棟に入院していたという。人工透析が必要となって私の病院に転院して来た。一人でぶつぶつ言ったり、笑ったりする精神科的症状はあったが、内科的疾患は、治療で楽になっていった。

ところがある日、容体が急変、危篤状態に陥り、あっという間に臨終を迎えた。死の間際、それまでは宙に目を泳がせてふわふわする症状を見せていた彼女が、突然、真顔になった。そして精神科疾患を微塵も見せないしっかりした目で私を見て言った。


「私には息子が二人います」


そして、それが彼女の最期の言葉となった。

重度の精神障害を抱えながらも、死に際には、幼くして別れた息子たちを思い出していたのだ。三十五年前に別れたきり、一度も会っていない息子たちのことを。

死後、ご主人と息子さん二人が現れた。息子さん達が幼稚園の時に精神科疾患を発病した彼女は、それからずっと入院生活を続け、亡くなったのだった。

彼女の最期の言葉を、息子さん達に伝えると、二人とも押し黙っていた。会いたいのに、会うことが叶わなかったのだろうか、お母さんの最期の言葉を噛みしめているようだった。

ご主人は離婚することもなく、三十五年間の入院費を払い続けてきた。そのような立派なご主人の息子さん達は、実に好青年だった。一目この姿を、亡くなった彼女に見せてあげたかったと、心から思った。

5.「なんで治らないのかなあ……」（四十代　女性）

昨今、がんを発症した場合、患者本人が希望する場合、告知することから治療が始まる。しかし、三十数年前はそうではなかった。外科病棟で病名を知らされず、少しも回復に向かわない心細さを呟いた患者さんがいた。石井さんだ。病室を訪れた私に一言、「なんで治らないの

かなあ……」と。その言葉を受け止めてはみたが、心苦しかった。私が「今、何が一番辛いですか?」と尋ねると、

「息苦しい……」

と答える。症状が一進一退する中で、終日ベッドで過ごすのはどれほど苦痛だろう。しかも、「どうして治らないのかしら?」という疑問を持ちながらである。

本人に病名を知らせず、家族だけが知っている場合の看護者は、言葉を選択しながら対話する。その後、石井さんは、一呼吸一呼吸が苦しくなり、ついに鎮静剤投与となった。そして希望を持つことができないまま、亡くなった。

その後、世の中の意識は変革していった。がん告知の時点から緩和医療が始まり、医療チームで患者家族を支援するようになった。一度きりの人生の自分自身の最期を、何が起きてどうなっていくのか、知るか知らないかの選択は患者の権利なのだ。

―一時帰宅―

患者さんの外泊希望の理由は様々である。可能かどうか、医療者は責任を持って判断する。本人、家族に対して、死期が近い場合は外泊に行く車中、もしくは、一時帰宅中に急変するかもしれないという現実を本人、家族に対して伝えることになる。基本的には、患者さんの意志を尊重して事を運ぶ。

一時帰宅を実現した二人の患者さんのことを書いてみよう。

1.「か・え・り・た・い」　鈴木さんの場合（四十代　女性）

ある日、外来に七十代の老夫婦がやって来た。A病院に入院中の娘さんからだと言って差し出したのは、新聞広告の裏に書かれた手紙だった。寝たままで書かれたに違いない。文字が揺れている。

それは、私のいる病院への転院を願う手紙だった。手紙の主、鈴木さんは子宮がんを患い、発病から三年後に再発、骨転移の為寝たきり状態とある。終末期を迎えるにあたり、A病院には同じ病気の人が一人もいないので、孤独感に苛まれているとのこと。せめて語り合える人が欲しいと、切実な思いが書き連ねてあった。

鈴木さんの願いが叶い、その二週間後には私のいる病棟に転院となった。個室だったので、同病の人と語り合う機会はなかったが、鈴木さんは、転院したことで安堵したのか、看護師のケアだけで満足されているようだった。

入院から三週間ほど過ぎた頃だった。私が病室にいると、眠っていたように見えた鈴木さんが、いきなり目をパチッと開けて言うのだ。「か・え・り・た・い」この頃、鈴木さんは体力の消耗が激しく、話す言葉は単語一つ、きれぎれにということが多かった。

鈴木さんにはご主人との間に高校二年生と中学三年生の娘さんがいる。ご家族との団らんが懐かしくなったのだろうか。私が、「帰れますよ」と即答すると、鈴木さんは表情をほころばせた。こんなに早く自分の願いが叶えられるとは、予想していなかったのかもしれない。

私が、一時帰宅が可能だと即答出来たのは、緩和ケアとは、患者さんの意志を一番に尊重するものだからである。鈴木さんの容態は、急変の可能性があったし、鈴木さん自身も不安だったに違いない。だが、ここで一時帰宅のチャンスを逃してしまうと、もう「次」はないのだ。

ナースステーションに戻った私は、主治医、担当看護師、当日勤務に関わる看護師、薬剤師などを含むチームで、外泊の実現に向けて検討し、早急に手配を進めた。その結果、ご家族の同意を得た上で、その日の内に一泊の一時帰宅が実現したのだった。翌日、帰院した鈴木さんの満面の笑みといったら！　たった一晩とはいえ、家族団らんが出来て、鈴木さんは大満足のようだった。「いかがでしたか？」と訊くと、

「車を降りて玄関までの三段の階段が自分では上れなかったのよ。娘たちが両脇で支えてくれて、ようやく家に入れたの」

鈴木さんは、むしろ、自分の弱さよりも、娘たちの行為を頼もしく思っている風であった。病院では、手慣れた看護婦が歩行介助から何から、患者に負担をかけずに行う術を心得ている。だが、そんな訓練を全く受けていない娘さん達二人、お母さんの世話をするのは大変だったろうし、鈴木さんにしても触られて痛いところなどを掴まれて戸惑ったこともあっただろう。鈴木さんは続ける。

「寝ていてもね、ベッドではなくて和布団だったから、寝返りが打てなくて困ったわ」

そして、どんな風に頑張って寝返りを打ったのかを、こっちの手をこうして、もう一つの手をこうしてと、実演して見せるのだった。

私は、単語一言しか言わずに寝たきりだった鈴木さんの変貌ぶりに驚いた。私が、「また外泊しますか？」と訊くと、鈴木さんは「もうこりごり……」と言って、ふふふと笑った。

2.「ねぇ、僕死ぬように見える？」　井上さんの場合（四十代　男性）

廊下ですれ違った井上さんが突然聞いてきた。

「ねぇ、僕死ぬように見える？」

私は内心驚き、何が起こったのかと心配で、「え？　どうしたの？　どうして？」と聞き返した。すると、井上さんは、

「確かに、自分の命が長くないことは分かっています。状態も良くない。だけど、すぐには死なないような気がするんです」

と言うのだ。だから、家に帰って来たい。今が一番良い時かも知れないと言う。入院して二か月が過ぎようとしていた。三年前の大腸がん手術後、肝臓に転移、現在の症状は体重減少と、黄疸、腹水、上腹部の痛みなどだったが、症状を抑える薬が効いて、日常生活を送ることが出来ていた。歩行も可能だった。家に帰りたい、というのは切羽詰まった思いなのであろう。共感して欲しいという期待が伝わってきた。

「大丈夫、死にそうには見えないわ」と返答すると、

「でしょ!?」

と表情を緩めた井上さんは、早速「外泊届」を提出。許可されて、二泊三日の外泊が実現した。井上さんの場合は、独身だったので、家でご両親と弟夫婦、中学生の甥が出迎えた。

送迎は弟夫婦が担当。外泊中、トラブルもなかったそうで、帰院時には両親も同行され、「もう一度家に帰れるとは思っていなかったので、本当に良かったです！」と喜んでおられた。私が、井上さんに「家はどうでしたか？」と尋ねると、

「やっぱり家はいいよ！　何といっても気が紛れるし、家族の顔が見られるしね。さほど困ったことは無かったよ。自分の部屋のちょっとした整理も出来たしね」

と満足そうな笑みを浮かべた。お別れの十日前のことだった。

―看護師への感謝の言葉―

1．「ありがとうございました」（六十代　女性）

「お父ちゃんがね、こっちを可愛いと言ってくれたの！」乳がんの手術で左の乳房を失った工藤さんは、残された右の乳房を指さしながら言った。乳房の創傷のケアをしている時である。

おちゃめな彼女の発言に、一緒になって笑った。

だが、化学療法が進むに連れ、副作用で、その残された「可愛い」乳房にも創傷が現れ、口腔内にも潰瘍が出来た。特に口腔の痛みは、水でさえ舌に沁みるほどで、工藤さんを苦しめた。看護師たちが細心の注意を払って日々の創傷ケアに取り組んだにも拘わらず、日々、患部の病変は悪化する一方だった。患者本人も眼で確認できる部位なので、自分の状態を認識して動揺を隠せない。そして口腔内の痛みは耐え難い事態になって行った。

ある日、病室で口腔ケアを終えたナースがナースステーションに戻って来るなり言った。

「工藤さんね、空気が触れても唇が痛いって言うの！」

すると、別のナースが答えた。

「えーっ、じゃあ、空気が触れないようにするには、サランラップしかないじゃない？」

言った本人は、サランラップで口元を覆う訳にはいかないと言う意味で発言したのだった。

周りにいたナースも、まさかサランラップを貼るわけには行かないという反応を示した。でも、私は、「そのアイデア、良いかもしれない！」と思った。とにかく、何でも試してみよう。ラップを持って病室に急ぐ。ラップを上下の唇の形に合わせてカットして、唇を覆うというやり方だ。誤嚥予防に、外側に出たラップをテープで固定した。効果は、貼付した直後に表れた。

「ああ、沁みない、痛みが楽になった！」工藤さんに笑顔が戻った。そしてそれまで以上に看護師を信頼してくれるようになった。工藤さんは、以後自分でラップを貼るのを日課とするようになった。手鏡と綿棒を使い、丁寧に患部にラップを貼り付ける。見た目は悪いが、工藤さんの痛みは軽減され、嬉しそうな表情を見せた。

ところが、病状は進行の一途を辿って行った。お別れの日が近づいてきたある日、意識のない状態が続く巡回の時、それまで眠るようにしていた彼女が、突然はっきり言ったのだ。

「ありがとうございました」

えっ、と思って彼女を見ると、目を閉じたままの状態だ。工藤さんは、私がいるのを感じとり、感謝の言葉を言ってくれたのだと思えた。

「ありがとうございました」を、最期の言葉として旅立った工藤さん。私は、今更に看護師という職業に深い思いを抱いたのだった。

後で知ったのだが、ラップ療法というのは、皮膚科では存在していた。だが、がん患者の口腔内潰瘍に対して、このように使ったのは私たちが初めてだった。効果を、日本看護学会で発表したが、正直ラップを使っただけだし……と、同行のスタッフと、発表が終わったら早々に退散することにした。ところが思いも寄らず、発表の後に大勢の参加者が詰めかけたのだった。実際に、どのようにラップを貼るのか？　という質問が多くあり、用意した材料で実演を行った。私は、在りし日の工藤さんが手鏡と綿棒を器用に使い、一生懸命ラップを唇に押し込んでいる姿を思い出していた。

2.「掃除をして待っています。ありがとうございました」（三十代　男性）

佐藤さんは、三十代半ば。父親は既に亡くなっている。東京に出て舞台関係で世に出て、これからと言う時に病を得た。そのため、志半ばで郷里の母親の元に帰った。母一人子一人の療

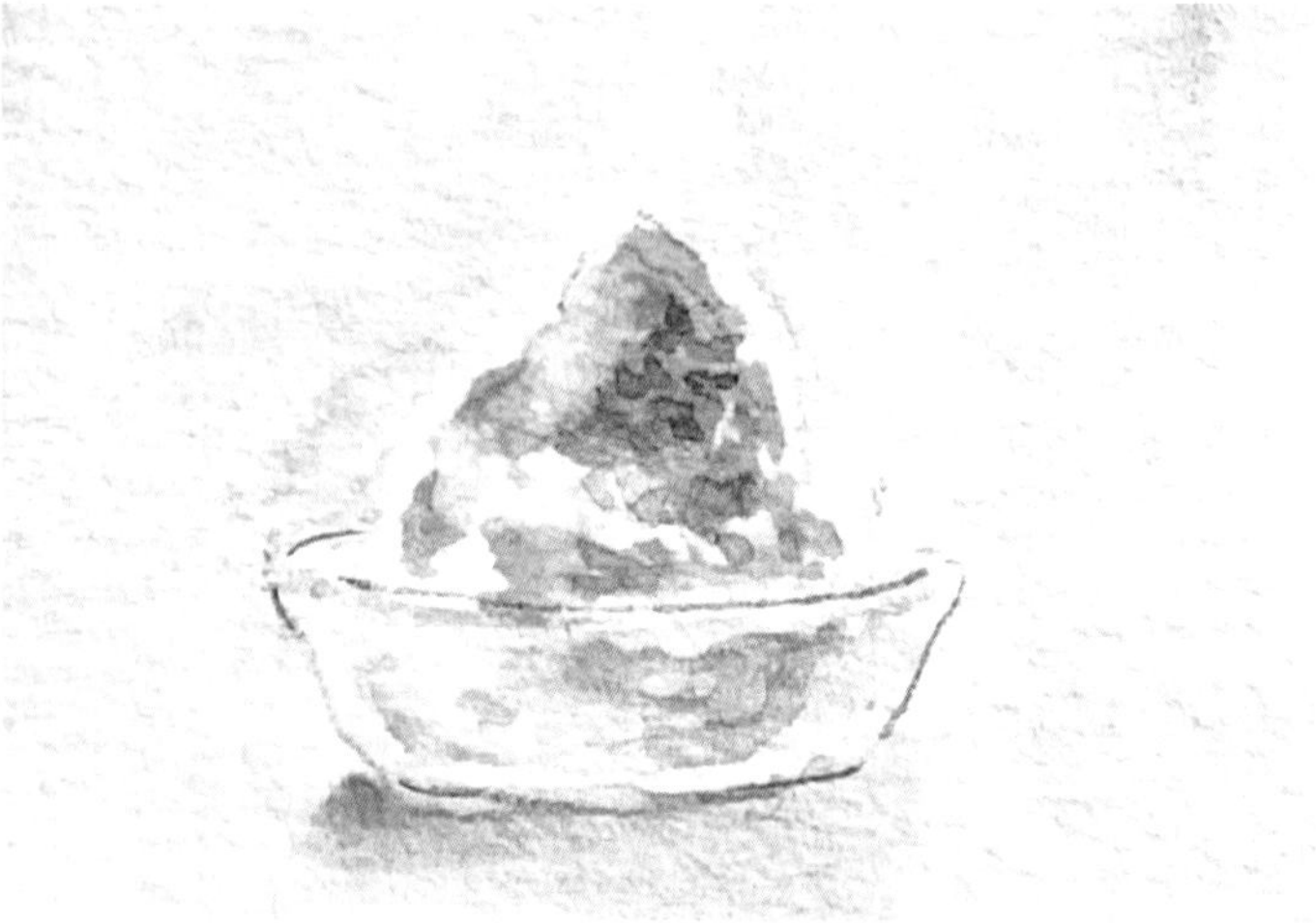

養生活が始まった。だが、母親の看護も限界となり、入院となった。固形物を一切口に出来ない状態で、気力も失われる。そんな時でも唯一口に運べたのが「かき氷」だった。シロップには、イチゴ、メロン、抹茶、バナナなど各種あって、私たちも「今度は、なに味にする？」と訊く楽しみが出来た。佐藤さんは、のど越しの良いかき氷を、多い時には一日に八回も食した。かき氷だけで、命が保たれていたのだ。

季節は、いつの間にか冬に変わった。ある日、スタッフがあわてた様子で報告に来た。「シロップがどこにも売っていないんです」と言うではないか。この豊かな時代にそんなことってある？と私も半信半疑で探しに出たが、確かにどこの店にもない。病院に戻って、残り少ないシロップの瓶のラベルをじっと見る。何と、私の知人が幹部を勤める会社の商品ではないか。電話をしてみる。真冬は売れないので店から引き揚げて、倉庫に保管してあるとのこと。事情を話すと早速段ボール一杯のシロップを送ってくれた。そんなわけで、その後もかき氷を提供できることになった。

だが、そんな日も長くは続かなかった。ある日、巡回に行くと、いつものようにお母さんが迎えてくださった。佐藤さんは目を閉じて無言である。私は、暫くお母さんと雑談をして居た。すると、目を閉じたままの佐藤さんが、突然口を開いて、はっきりとした口調で言った。

「婦長さん、先に行って、待ってます。掃除して待ってます。ありがとうございました」

かき氷だけでかろうじて命をつないでいた佐藤さんが、丁寧な言葉づかいで私への感謝の気持ちを伝えてくれたのだ。それを聞いたお母さんの顔がみるみるゆがむ。

「あんた、なに言ってるの!? いつも、自分の部屋さえ掃除しないくせに！」

笑って叱るように言うと、泣き出した。「今まで、泣かなかったけど、今日だけは泣かせて！」

一人息子の死が間近に迫っていることは、お母さんだって覚悟していたはずだ。だが、息子の口からその言葉を聞くのは、耐えがたい衝撃だったろう。私の耳には、母の号泣が今でも残っている。

3.「どこかで、恩返しが出来れば」（七十代　女性）

私が、一般病院に勤務していた頃、医療界では心温かいケアが盛んに唱えられていた。松本さんは、私のいる一般病院に入院して頭頸部がん専門の治療を受けていたものの、快復の見込みがないということで、緩和ケア病棟のある病院に空きが出次第転院することになっていた。彼女は、頸部リンパ節に転移した患部の不快さと痛みに苛まれていた。

頭頸部がんは、飲食、会話、呼吸が困難になってくると、気力を保つのも辛くなる場合がある。それでも私が訪室すると、笑顔で迎えて下さっていた。松本さんは私と同じ看護師で、互いに管理職としての苦労話や、私たちの若い頃とは異なり、扱う衛生材料から、物品まで手にするもの全てが便利過ぎるくらいになったことなど、話題も何かと共通点があって和んだものだ。松本さんは、定年退職後の余生を楽しむ大切な時期の罹患であった。

私は、不快な症状に苦しむ松本さんに少しでもリラックスして貰いたいと思い、呼吸介助と、リラクゼーションの軽いマッサージの提案をしてみた。「途中、かえって心地良くない、辛いと感じたなら、遠慮なく手を上げて教えて下さいね。眠くなったら眠っていいのですよ。私はそっと部屋を出ますから」

松本さんは、「受けてみたい」と言われ、ベッドに横になった。この日から、転院までの一か月余り、マッサージを朝夕二回、三十分ずつ行った。松本さんは、他の患者さん同様、手技を始めて十分くらいで寝入ってしまわれるのが常であった。気持ち良かっただろうし、疲労回復にも役立っていたようである。

しかし、容態は日を追って深刻になり、ついには、歩行も困難で、気管切開の処置ゆえに言葉も発することが出来なくなってしまった。やがて、緩和ケア病棟に転院となった日、車椅子に乗った松本さんを玄関まで見送った。声を発することが出来ない松本さんは、私をじっと見つめていた。

翌日、松本さんの担当ナースが私にメモ用紙を渡した。何かしら、と思って見ると、鉛筆書きのメッセージ。松本さんからだった。そこには、次のように書かれていた。

「長い間、ありがとうございました。どこかで、恩返しが出来ればと思っております」

松本さんは、職業柄、自分の厳しい状態を認識していた。でも、必死の思いで、どこかで、恩返しをしたい、と感謝の言葉を書いてくださったのだった。

緩和ケア病棟に移られた松本さんは、その翌日には意識を失ってしまわれた。数年経った今、私は思う。松本さん、わたしの方こそ、ケアをさせていただきありがとうございました。

4.「何の因果か分かりませんが」（八十代　男性）

加納さんのケアは、手順通りに淡々と進められていた。薬物療法の効果で痛みや不快な症状は押さえられていたはずだ。だから、何かを訴える必要が無かったとはいえ、看護師が清拭したり、処置をしたりしても、自ら言葉を発することがないのだ。嫌なら拒否の反応があるだろうから、嫌でないのはわかるのだが、私のやっているケアが気に入っているかどうかを知る由もない。いつも、されるがままの状態で、一言も話さない。

ところがある日、清拭をしていると、突然加納さんが口を開いて言ったのだ。

「私は、漁師です」

私は、思わず、加納さんの顔を見た。これまで無口で何の反応のなかった加納さんからの、初めての発語だったからだ。ようやく、加納さんとお話が出来る。打ち解けてくださったのだ！　これからは、加納さんに、海の男としての体験談を話して貰えるかしら、と期待した。

ところが、それは、私の勝手な思いに過ぎなかった。加納さんは、再び静かに目を

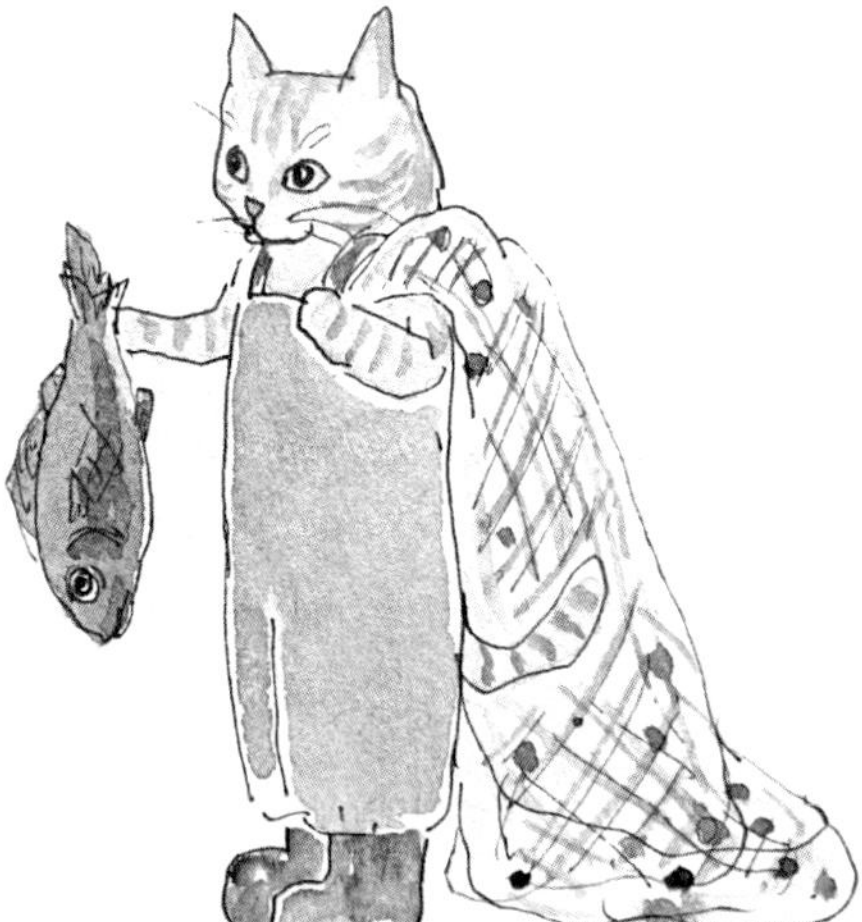

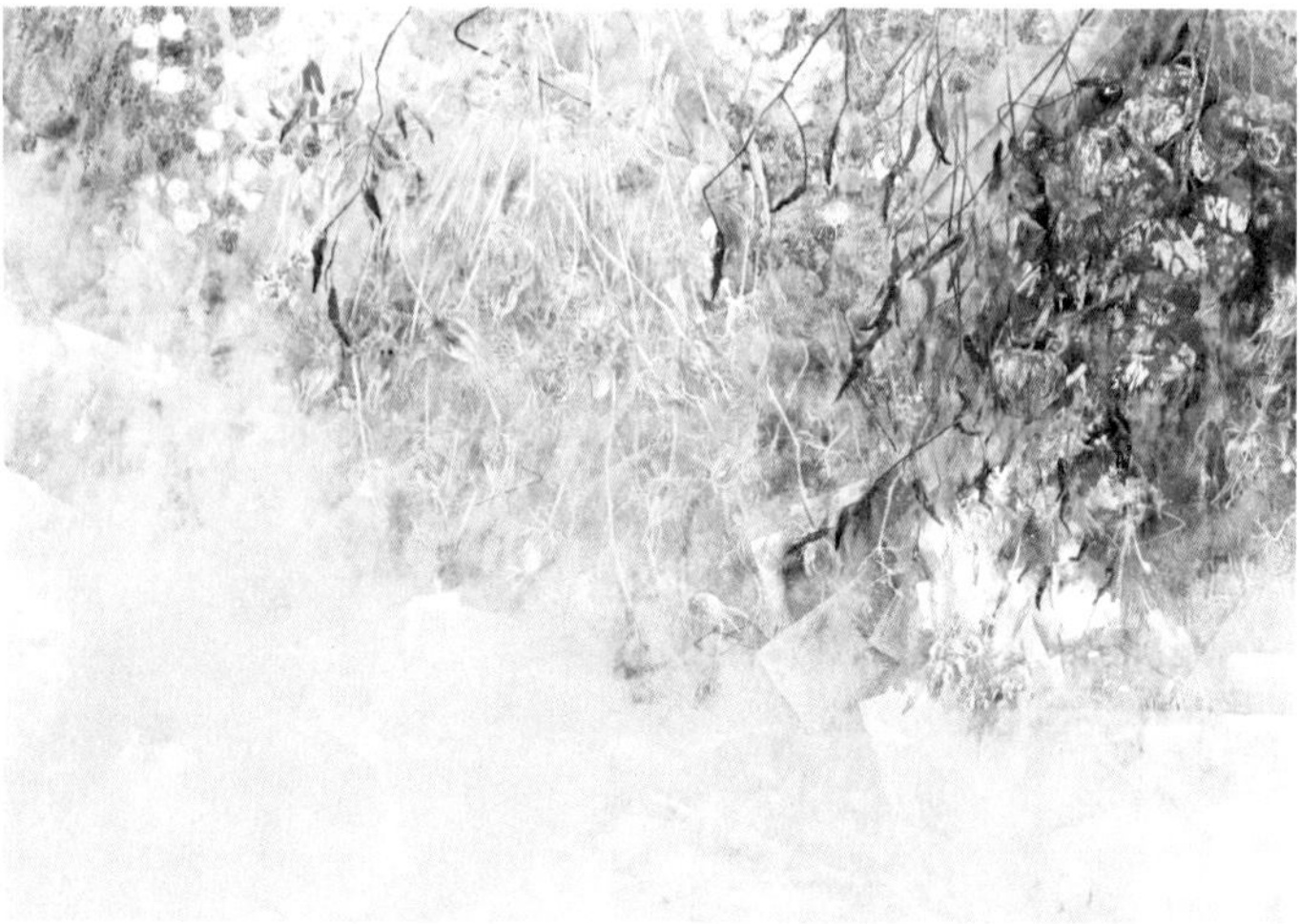

閉じてしまわれた。
奥さんや子供さん達がお見舞いにいらっしゃることもあった。だが、眠っているわけではないのに、目を閉じて一言も発しないので、皆さんただ傍らに所在無げに腰かけているだけだった。そして、一定の時間を病室で過ごすと、皆さんは、そっと立ち去るのだ。そんなことが何回も繰り返された。

お別れの日が近づいた日、私が病室に行くと、加納さんはいつものように眠っているように見えた。ところが、その時だ。加納さんが言葉を発したのは。

「何の因果か分かりませんが、お世話になりました。ありがとうございました」

加納さんは、眠っているように見えながら、私の気配を察してこう言ったのだった。看護師に対して感謝の言葉を述べてくださる患者さんは多い。だが、あの寡黙な加納さんが、と思うと、驚きと感動は大きかった。

「何の因果か」とは、何と深い言葉だろう。そういえば、この地球上で、そしてこの日本の、この病院で、たまたま出会ってお世話することになった私と、患者の加納さん。本当に「何という因果」で繋げられたのだろう。私は、加納さんのその重い一言が胸にずしんと来るのを感じた。そして、加納さんだけではなく、他の患者さんとも、「何の因果かしれないけれど」繋がっているのを、改めて認識したのだった。

Ⅳ　辛い症状を和らげるために　技術編

1．看護の〈看〉とは

私は、二十五歳で看護師の資格を取得し、血液透析センターの主任となった。次いで職場が変わる度に、師長職を務め、最終的には看護部長として定年を迎えた。この間、こなさなくてはならない実務に追われながらも、色々気づくことがあった。

二〇〇二年、「高野山　心の相談員　養成講習会」が開校され、私は「ホスピス論」の講座を担当させて頂いていた。日程の最終日、歴史ある金剛峯寺の本堂で、教学部部長の僧侶の法話の始まりに、

「看護の〈看〉は、字の通り目で見て手を当てることです」

と説かれたことに衝撃を受けた。今までやってきたこと、これからも継承していかなくてはならないことが明確になったのだ。それは、看護が「手当て」であること。夢中で働いて来た自分の看護行為が手当てであったことを改めて認識した。

2. 各種の技術

スタッフナースから報告を受ける。

「○○号室のAさん、痰がどうしても取り切れません」
「○○号室のBさん、痛みが取れません」
「○○号室のCさん、気が滅入っているようです」

報告を受ける度に病室に向かい、患者さんが楽になる方法を模索し、実践して行った。この他可能な時間を見出しては、学んだ。東海ストーマ研究会、呼吸理学療法講習会、緩和ケアナース養成講習、医療リンパドレナージ、アロマセラピー講習会などである。それらの全てが目の前の患者さんの苦痛を和らげる手助けになっていく技法だった。結果、それが役立ったという評価者は、常に患者さんであり、その家族、医療スタッフだった。

ここに、私が実践した各種の技術と患者さんの反応を書いてみる。一般の方には馴染みのない言葉が出て来るかもしれないが、少なからずの医療関係者がこの本を読んでくださると考えれば、役に立つかもしれないと考えるからである。

〔1〕呼吸介助法と排痰補助法

①初めて目撃した排痰補助法

外科・リハビリ科・ペイン科の混合病棟でリハビリ科の教授と病棟を巡回していた時のことである。病室から苦しげな咳が聞こえて、足を止めた。脳血管損傷で右半身麻痺の患者さんが痰を出せずにかなりむせ込んでいる。教授は患者さんに近づき、横隔膜あたりに両手を添えて置いた。「はい！」という声と同時に教授の両手は臍上《さいじょう》に移動して、瞬時の圧迫により咳き込みを助けた。すると、こみ上げた痰が大量に吐き出され、患者さんはニッコリした。呆気にとられた私に衝撃が走った。今のテクニックは見たことも聞いたこともない。瞬時に痰が出せるこのテクニックをどうして今まで知らなかったのか？　是非修得したいと思った。そこで、理学療法士に依頼して「呼吸理学療法」の理論と実技の勉強会を開いて貰い、病棟全体で実践して行った。

②看護師が行う呼吸理学療法

敢えて「看護師が行う」としたのには理由がある。この技術には、三学会合同呼吸療法認定士委員会の認定制度があり、三学会とは以下の学会である。

①一般社団法人　日本胸部外科学会　②一般社団法人　日本呼吸器学会　③公益社団法人　日本麻酔科学会

受験資格は臨床工学技士・看護師・准看護士・理学療法士・作業療法士

講習は二日間の日程である。

私は、この認定資格は得なかったが、病院内の学習会、院外の講習会、日々の臨床において実践を重ねて来た。その効果は確実で、呼吸苦の改善をこの目で確認することができた。痰を吐き出せない、呼吸が苦しい体験が、このまま窒息してしまうのではというパニックに繋がる。この時、家族にしろ、看護者にしろ、傍にいる誰かが適切に介助できれば、患者さんはどれほどの安心感を持つことができるだろうか。

三十数年の実践から、「看護師が行う　呼吸理学療法の実践」Ａ４サイズ一枚にまとめた。これなら、多忙な看護師、学びの看護学生に分かりやすく自信にも繋がる筈だ。（次頁参照）

呼吸介助の手技ポイント

a．まず、胸郭を自由に触れて、介助を行う前の呼吸状態を把握する。胸郭の拡張、硬さ、パターンなど。（肺は剣状突起～第十胸椎に位置する）

b．手の置き方は、指先から手掌全体を平らに置く。不均衡に一点の力があると、痛みを感じさせてしまう。

c．力は入れない。力を抜いて軽く触れているだけでよい。

d. 自分の体重をかけてはいけない。

e. 手を置いて、腕を垂直に伸ばし自分の上半身を患者の顔に一呼吸ごと接近させる。

f. 患者の呼吸にあわせること。遅れてもいけないし、早すぎてもいけない。タイミングがずれると、余分な呼吸困難感を与える。

g. 手で感じ取る。「息をはきたいんだなあー」と感じれば時間かけてゆっくりはかせる。

h. もし、タイミングがずれたら、次の呼吸まで待てばよい。

i. 吸気に移行するとき急に手を離さなくてもよい。患者の胸郭に手を添えておく程度でよい。

j. うまく呼吸介助ができれば患者は介助を受けている感じがせず、自分で胸郭を掴んでいるように思う。

k. 座位で行う場合、胸骨は上に上がって、下がってくる。

l. オーバーテーブルに覆いかぶさるように寝かせてあげれば、安楽である。この時は、背部のストレッチを行う。

m. 腰掛けて座位が保てれば、横に立ち胸郭を両手ではさみこむようにして、介助する。

作成／看護師 水野敏子（2018年作成）

備　考
いきなり始めない。 声をかけ励ます
手技のため体位を変えないでよい
ルート、ドレナージ、創傷の有無を確認
胸郭の弾力性、広がり方、痰の振動などが確認できる
胸郭圧迫法 数分～数十分
Huffing ハフィング 吸気をゆっくり行い声門をひらいたままで強い呼出を行う（分泌物を中枢気道まで移動）
吸引の場合は、ナース2人で実施
安静呼吸になったことを確認

呼吸理学療法　―看護師編―

順位	手　順	手　技
1	患者に声かけ	「呼吸をお手伝いします」 「呼吸のリハビリをしましょう」
2	体位を確認	最も楽な体位を優先
3	胸郭を確認	両手で胸郭全体に触れて呼吸を観察
4	呼吸介助	両手を下部胸郭に置く 患者の呼吸に手を添えるのみ
5	スクイージング	肋骨弓《ろっこつきゅう》が腸骨窩《ちょうこつか》に入り込むような方向に圧迫 努力呼吸がいくらかでも軽減されるまで行う
6	排痰補助法	痰の流動的な変化に合わせて、術者の両手を重ねて横隔膜上に置き、声かけと同時に一気に強制呼出法を行う。
7	喀痰を拭き取る	ティッシュで受ける。
8	ねぎらい	がんばった患者にねぎらいの言葉をかける

スクイージングの効果

1．体位ドレナージと組み合わせると、痰の貯留している患者の八割に効果があるといわれている。

2．痰による気道閉塞は患者に窒息の恐怖感を与える。スクイージングの手法によって、痰が移動するだけでも呼吸の改善が期待できる。

呼吸介助法【事例1】　気管カニューレの刺激で出血した患者（二十代　男性）

荒木さんは外傷による頸髄損傷で四肢麻痺、受傷半年経過。

レスピレーター（人工呼吸器）使用の荒木さんの病室からコールが鳴った。付き添う奥さんの叫び、「すぐ来てください！」

何が起きたのか？　駆けつけると、レスピレーターと荒木さんを連結する管の中に血液が混入し、人工呼吸器に合わせゴボゴボと音を立てて行ったり来たりしていた。呼び出されて飛び込んできたのは、研修医だった。

研修医は手動で空気を送るバッグに代えてそれを必死に押し始めた。

私は大急ぎで呼吸音を聴診する。血液と空気が混ざる泡状のゴボゴボとするいやな音が両肺から聞こえてきた。「ダメ！　押しては駄目です、吸引、吸引、引いて引いて！」と医師に言う。

私は、「大丈夫、吸引したら収まるからね！」と荒木さんに声をかけ励まし続けた。

次は血管確保だ。止血剤を点滴するのに欠かせない。手間取ればショックを起こす。長期の臥床で血管が見つからない。必死で血管を探していると、見つかった！

それは左手の第一指のみ。こんな急を要する時にこんな細い所に入る？　迷っている時間はない。ついに血管を確保。

十分な吸引、輸液、止血剤の効果で荒木さんも落ち着いた。呼吸介助も並行して行った。

荒木さんから見たら私たちは大慌ての状態、不安を抱いたであろう。だが、私が大丈夫よと言ったとき、彼はしっかり私を見つめながら、唇で
「分かった」

と示した。その表情で、私こそが救われた。

【事例2】リハビリで入院中、気管支喘息発作で挿管に至った患者（六十代　女性）

当直で夕刻巡回中のこと。日曜日であった。呼吸苦の岩田さんの報告を受けて、まずは彼女を看なければと思い訪室して驚いた。岩田さんはベッドに起き上がり、激しい呼吸困難感で疲労はピークに達していた。聞けばこの状態は昨日からほぼ丸一日も続いているという。処置は、点滴が一本、酸素マスクのみ。全身に多量の汗をかいている。

私は、岩田さんの右側に立ち、左手で後ろの上半身を抱え込んだ。右手で三回に一回の呼気を助けることにした。三回に一回にしたのは、私が力尽きるのを防ぐためであった。

私がもう少し頑張れば麻酔科医が明日からの勤務のためにやって来る。そうしたら、何とかなる。

一時間が経過した。私は、もうヘトヘトなのだが無言で続けるしかない。看護師に麻酔科医はまだか？　と問うと、まだだと応える。岩田さんと私の孤独な時間が過ぎて行く。これからの経過はどうなるか？　と考えてみた。そして、心肺停止を予測して、看護師に救急カートと人工呼吸器を準備してもらった。麻酔科医は間に合うのだろうか？

それから一時間経ち、待ち焦がれた麻酔科医がやって来た。私が、「先生、何とかして下さい！　と言った直後、岩田さんは呼吸停止、直ちに挿管を行い救命に間に合った。

【事例3】脳腫瘍の患者　母親の願いは全ての管を外して死なせてあげたい（二十代　男性）

牧野さんはすでに意識はない状態で、栄養と排尿を管で管理されていた。母親は、「管を全部取ってあげて欲しいのです」と言った。息子を思う母親の気持ちが伝わる。私たちは看護計画を立てた。管を抜き、刺激を与え、ゆっくり流動食を呑み込めるようにする。排尿は時間を決めてその都度管で採尿する。このことで母親の願い通りになった。

時々、牧野さんは、呼吸状態が変化し、回数が減ったり、胸の動きの浅い時などがあったが、その都度呼吸介助を行った結果、肺炎を起こすこともなかった。

【事例4】舌がんの手術後の回復室で（四十代　男性）

術後の状態を確認した時だった。吉村さんの顔は苦痛に歪んでいたが、口腔内に管が挿入されていて、声を出すことはできない。呼吸が浅いので、十分に息を吸って吐くのを手助けすることにした。呼吸介助法である。私は、事前に担当医の許可を取り、吉村さんに声を掛ける。「今から、あなたの呼吸を手助けしますよ。でも、かえって辛くなるようだったら、指を動かして合図して下さい。やり方を変えますからね」と伝える。

呼吸介助を十分ほど行っただけで、深い胸郭の動きを確認できた。「頑張りましたね、大丈夫ですよ」と言うと、吉村さんはそのまま入眠していった。数日後、一般病棟に移動した廊下で吉村さんにばったり出会うと、

「あなたはあの時何をしたのですか？　急に呼吸が楽になってびっくりしました。管が苦しくて、死んだほうがましと思っていたんですよ！」

更に、こんな方法があるのを世界中に広めて欲しいと言われた。ペットを飼われているのだろうか、動物にもやってあげたらどんなに安心するか、とも言われ今度は私が驚いたものだ。

排痰補助法【事例1】　皮膚がん　肺転移の患者（七十代　男性）

外科医と三、四人のナースがベッドを囲んで茫然と佇んでいる。四人部屋にいる青木さんが

痰を出せずに苦悶していた。粘稠《ねんちょう》の痰らしく吸引しても引けないらしい。咄嗟に排痰補助法のテクニックを思い出して言った。「大丈夫、痰が出れば楽になりますよ！　一緒に咳をしましょう」と言って、ベッドに身を乗り出して、まず数回の呼吸介助の後、「はい！」と気合を入れて青木さんの横隔膜上を両手で圧迫して「ゴホン！　ゴホン！」と声を出してみた。青木さんも必死についてくる。すると難なく三回ほど多量の痰を吐いて、青木さんはニッコリした。先ほどの苦悶の表情は消えていた。

【事例2】誤嚥の片麻痺患者（五十代　男性）

当直で夕刻巡回中のこと。夕食後の石川さんが誤嚥して取れません、と報告を受け訪室した。彼は顔を真っ赤にしてむせ込んでいるが、自力で痰を吐き出せず苦悶していた。

私は、咄嗟に、「呼吸を助け一緒に痰を出しますよ！　大丈夫」と言う。腹部に両手を置き、「はい！　咳きこみましょう！」と言った。これを、四、五回繰り返すと、あっという間に痰が吐き出された。

〔2〕リンパ浮腫のケア　―　医療リンパドレナージ

がん患者さんのリンパ浮腫の辛さを目の当たりにしたナースが、リンパドレナージの勉強をしたいと申し出た。受講したナースが持ち返った技術の効果に、私も受講した。

二〇〇四年八月七日～二〇〇四年十月十日迄実施の臨床講習（百二十時間）

特定非営利活動法人　日本医療リンパドレナージ協会

【事例1】医療リンパドレナージと呼吸理学療法の併用例

乳がん（五十代　女性）

ある日、出勤すると竹中さんの主治医から、「臨終が近い。意識がない状態で、行っても分からないでしょう」と告げられた。その日が来たのか、と思いながら病室を見舞った。暫く顔を見つめながら、「お早うございます」と声をかけると、ちゃんと聞こえているような気がした。そこで、試しに、「今日は何をして欲しい？」と聞いてみると、竹中さんは、はっきりと「胸」と声を発したのだった。

呼吸困難感があるのか。「はい、呼吸を楽にしましょうね」と言いつつ、呼吸介助を始めた。ベッドサイドに、家族はどなたも到着していない。

竹中さんと出会ったのは、彼女が乳がんによる術後のリンパ浮腫で、右側の腕がパンパンに腫れている状態の時だった。週二回、医療リンパドレナージの施術を行うと、大変気に入って、心待ちにして下さった。そして今、臨終期となって、浮腫よりも呼吸困難感を訴えている。胸、と言ったことは今まで無かったので、相当辛いのだろう。約三十分、呼吸介助とリラックスの為の、タッチケア・マッサージを続けた。すると、しっかり目を開けて、対話さえも可能になった。そして、一人、また一人と駆けつけた家族との大切な時間を持つことができたのだ。妻として、母親としてのそれはお別れの最期の言葉。

疎遠だった息子さんが、フィアンセを連れて来た。

「○○をどうか、宜しくね」

初めて会うフィアンセ、竹中さんの安堵した表情。
気づくと、六、七人の家族がベッドサイドを囲んでいて、私は退室した。

【事例2】医療リンパドレナージと呼吸介助、タッチケア・マッサージ

乳がん（六十代　女性）

佐々木さんの腕のリンパ浮腫は、口元に手を持って行けないほど深刻だった。乳がんの手術後、徐々に浮腫が広がって行ったのだ。しかし、明るい性格の佐々木さんは、施術に向かった私を、快活に迎え入れて下さるのだった。腹水が溜まり、立って歩く姿は辛そうなのに、声に張りがあって、お喋りも楽しかった。私は、佐々木さんが満足するまで、医療リンパドレナージと呼吸介助、タッチケア・マッサージを組み合わせて行った。一時間程の行程だった。施術が終わると、必ず佐々木さんは、心底嬉しそうに言うのだった。

「あ～見て！　腕が上がるわ、あ～楽になった！」

そして、必ずベッドから起き上がり、

「ハグさせて、ありがとうね」

と私を抱きしめて下さった。やがて、お別れが近くなると、もはや、起き上がることも出来ない佐々木さんは、ベッドに横になったまま、腕を伸ばして言った。

「ハグさせて。本当にありがとう、感謝してるわ。」

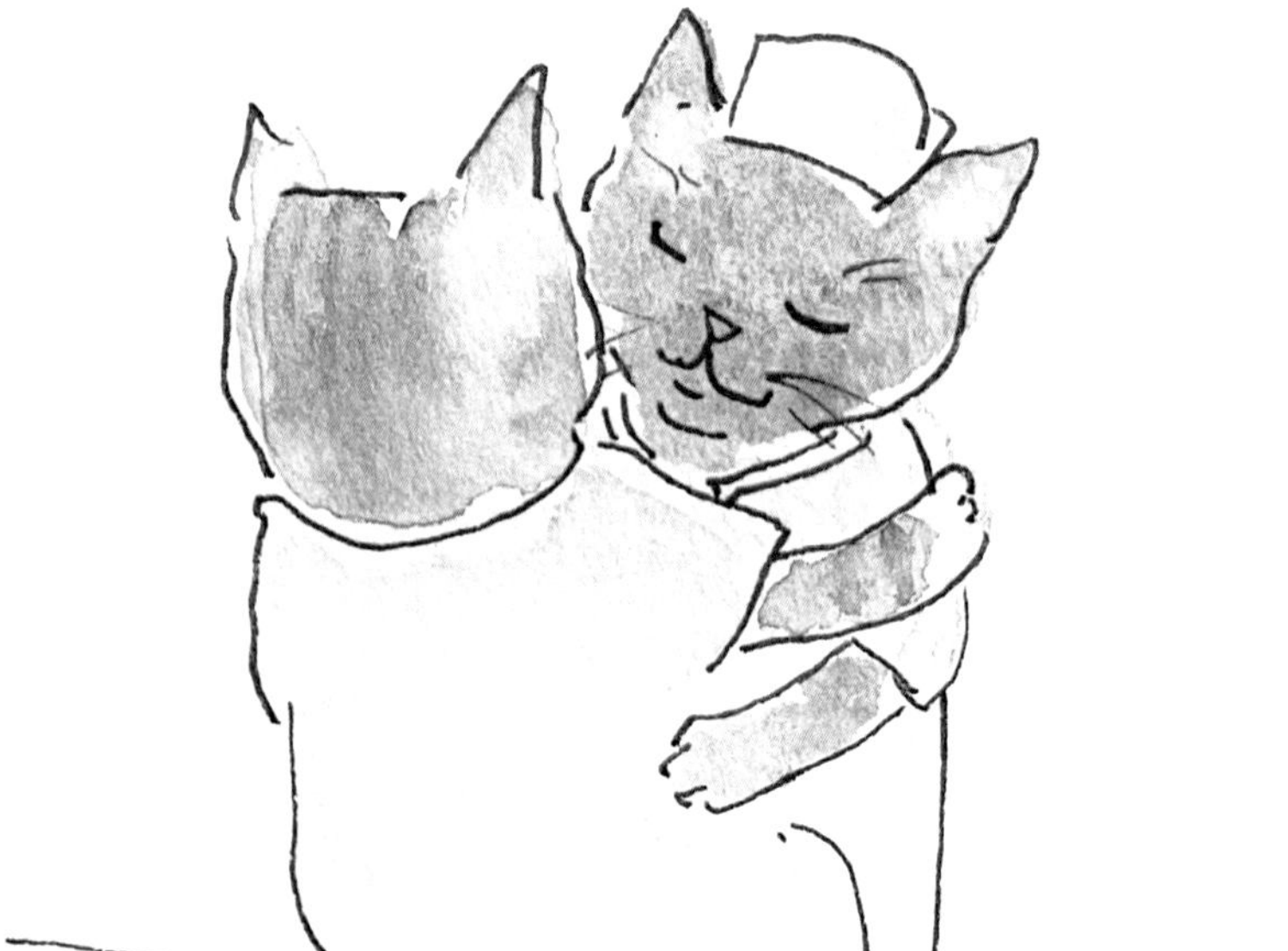

V　その人らしさを取り戻すために

生きている上で、人間としての尊厳を脅かす事態とは、一人で身の回りのことが出来なくなった時ではないだろうか。例えば、自分で口から食べる、トイレで排泄するなどである。

ここに、それを克服した平田さんの事例を書いてみる。

くも膜下出血後遺症、片麻痺《かたまひ》、交叉性失語症《こうさせいしつごしょう》（五十代　女性）

チャレンジ　1　口から食べる

転院してやって来る平田さんの紹介状に目を通す。問題は、経管栄養の鼻に通ったチューブを自分で引き抜いてしまう事と、くも膜下出血の後遺症に大切なリハビリを、頑なに拒否している事だった。やって来た時間が、丁度病棟の昼食時間に重なってスタッフは皆忙しい。遠方からの転院で、移動の為に鼻からの経管栄養チューブは一旦抜去されていた。

私は、平田さんの昼食カードを見て「えっ？」と見直した。そこには、「軟飯、軟菜」とあった。経管栄養の患者さんの食事箋ではない。指示者は、教授となっている。

まず、指示通りに試してみることにした。車椅子からソファーに移動を介助し、お膳を目の前に置く。そして、何食わぬ顔で誘導してみた。

私、「平田さん、お昼のお食事ですよ」

平田さん、目をまん丸に見開いて相当な驚きの表情。ポカンと口が開く。

私、「さ、お手伝いしますね、どうぞ」

軟飯の入ったスプーンを口に持って行く。約半年間、物を噛んでいない口は頬の筋肉が拘縮《こうしゅく》して硬く、開かない。けれど、嬉しいことに、平田さん自身は一生懸命口を開こうと頑張って

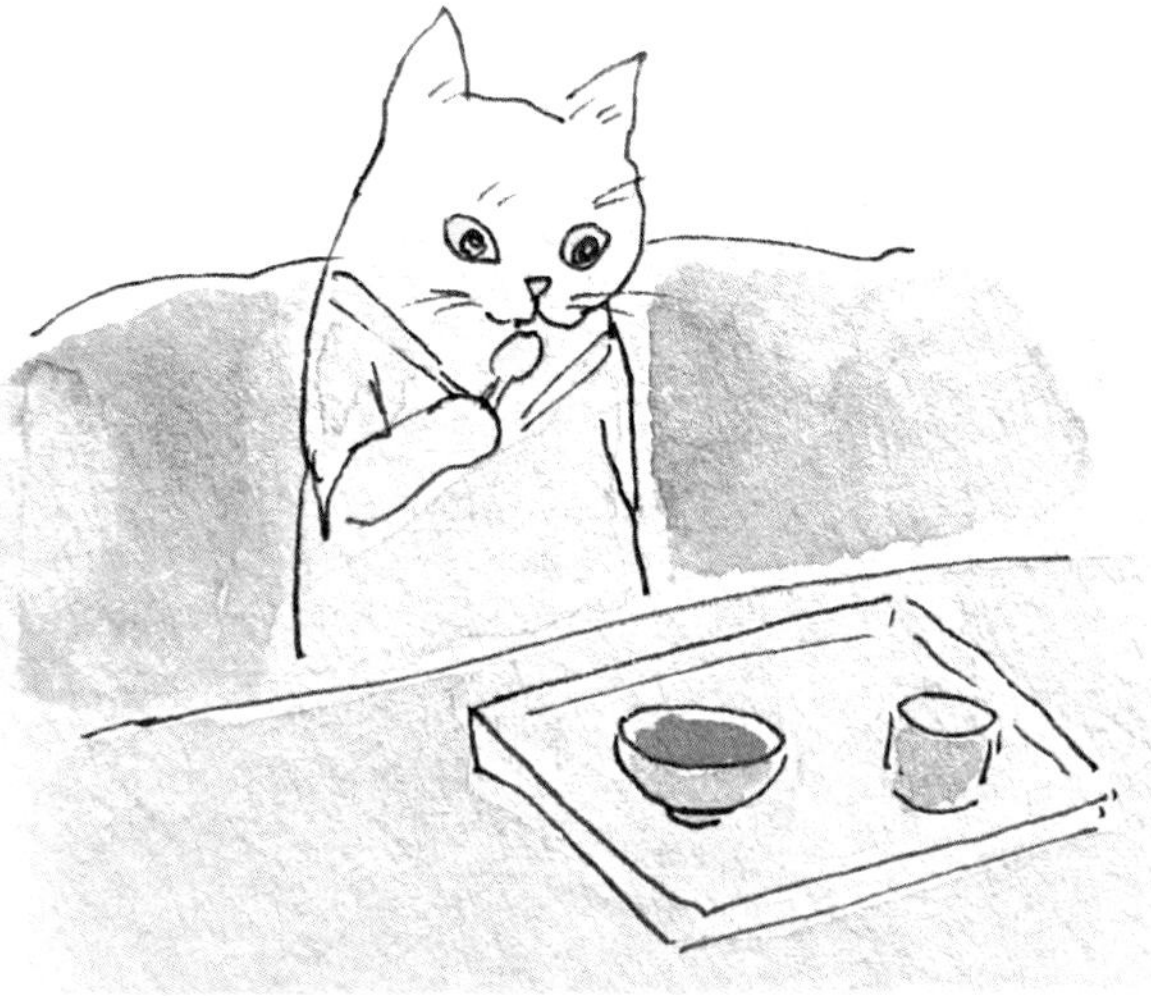

いる様子。
僅かに開いた口に、スプーンを入れる。驚きの表情。次は、噛むことを思い出そうとしているかのよう。ゆっくり、ゆっくり、もぐもぐ。よし、今度は、麻痺のない右手にスプーンを持たせる。平田さんの驚きは最高潮に達した模様。その手が震える。チューブでないのに、むせ込むこともない。平田さんは自信を持ったようだ。こうして、あっけなくチューブは不要となった。

チャレンジ 2 リハビリをする

平田さんは、転院先である私の病院でもリハビリを断固拒否した。理学療法士を睨みつけて動こうとしない。

結局、廊下の手すり、歩行器などで勝手にするリハビリを、看護師は見守るしかない。だが、平田さんは自分なりのやり方で、車椅子から手すりに手を伸ばし、一生懸命立ったり、座ったりしているのだ。病棟内で看護師に見守られての、自主リハビリが数か月経つと、歩行器でゆっくり歩く姿も見られるようになった。

チャレンジ 3 トイレで排泄する

平田さんはオムツをしていて、ベッドの上で交換になる。その姿を見た私たちは、何とか排泄が自立できないものかと思案したが、何も思いつかなかった。彼女は、元々、デパートの洋品売り場の店員さん、まだ五十代。プライドもあり、本人が一番辛かろうと思いやったが、機嫌、不機嫌の波があり中々いい案がない。

ところが解決の糸口が見つかったのだ。ある日、訓練で身障者トイレに誘導した看護師が、ナースステーションに戻って来て呟いたエピソードである。

「平田さんね、車椅子の車輪に足が引っかかって、痛かったらしく、えーん、って泣いたの。そうしたら失禁したの」

泣いて腹圧がかかる、つまり、腹圧性尿失禁だ。私は、「そうだ！　泣かせれば排泄できるんじゃないか」と思いついた。だが、同僚たちは、「どうやって毎回泣かせるんですか!?」と懐疑的だ。

ここで妙案が浮かんだ。平田さんの感情の起伏には、原因がある。中でも、「お母さん」という響きに弱い。病弱なお母さんのことが、いつも気がかり。でも、何もしてあげられない。だから、お母さん、というだけで泣き顔になる事を知っていた。

さっそくその日から、トイレ誘導が始まった。「お母さんはどうしているかしらねえ？」と言うと平田さんが泣く、腹圧がかかり、排尿。泣くのだが、瞬時で真顔に戻るから大丈夫だ。これを、毎日繰り返した。

数か月後、どうなったか。便座に移動して、いつものように「お母さんは、どうしているかしらねえ？」と私。平田さんは、いつもなら泣くところだが、奇跡が起きた。泣きまねだけで、直ぐ笑い顔に！　そのまま腹圧をかけて、排尿に繋がった。

そう、何も、泣かなくても腹圧をかければ良いのだと、習得したのだ。その時の、平田さんの誇らしげな顔は忘れられない。次回から、何という穏やかなトイレ誘導になったことか。こうして平田さんは終いには排便も自力で出来るようになったのだ。

チャレンジ　4　自分の思いを伝える

平田さんが会えなくて気がかりだったお母さん。どうしているかしら、と私が思う位だから、本人は気が気ではなかったと思う。ある日、病棟の長い廊下から、スタッフの声。

「婦長さーん、出番ですよお！」

見ると、平田さんが車椅子を漕ぎ必死の形相でこちらにやって来るのが分かった。何があったか？

失語症の患者さんの伝えたい事を把握するために、良くやる方法で対座した。伝えたい内容を推測して、順番に聞いてみるのだ。

「病気のこと？」「仕事のこと？」「これからのこと？」違うという表情。

「お母さんのこと?」「うん、うん、うん」と頷く。「お母さんが心配なのね?」「お兄さんに電話で聞いてみましょう」と電話口に誘導する。「妹さんが、とても心配してますので、お電話しました」

ところが、返ってきたのは思いがけない返事だった。お母さんは亡くなったという。そのことを、妹さんに伝えてあげて下さい、と頼んだ。平田さんの耳元に受話器を当てる。見る間に顔が歪み、振り絞るような号泣。受話器を置く。平田さんは、しきりに、何かを訴えて泣く。「お参りしたいのね?」そうだった。「お参りしたい」

病院には霊安室があって、そこに線香がある。許可をとり、霊安室に行って二人でご焼香。平田さんは落ち着いてきて、私を見て微笑んだ。

チャレンジ　5　退院

転院から一年、平田さんは退院して実家に帰る運びになった。バスに乗った平田さんを見送ったが、背筋をピンと伸ばして、窓越しに私たちを振り返り、微笑んだ。堂々としていて、感無量のお別れとなった。失語症と半身まひの後遺症で、かつての暮らし通りにはいかない。まして、最愛の母親は、もういない。しかし、生きて行かなければならないのだ。その決意がピンと伸ばした背に現れていた。

Ⅵ　看護が私の生きる道

1．「ベトナム診療隊」の一員となって

一九九四年（平成六年）、偶然にしては不思議なことに出会う。家で取っている新聞とは違う新聞を、どういう訳か手にした。あるはずのない新聞が家にあったのだ。何気なくめくると、「口唇口蓋裂」という大きな見出し文字が飛び込んで、息が止まりそうになった。

「口唇・口蓋裂　アジアの子に愛の手を」（一部抜粋）

口唇口蓋裂という病気をご存じだろうか。口や上顎に現れる先天的な病気で、日本人など黄色人種にかなりの確率で生まれる。医療技術の進歩した日本では、適

切な手術でほぼ完ぺきに治されるとされているが、発展途上国では医療技術や経済的事情によって治療を受けられない子供たちが大勢いる。そこで、口唇・口蓋裂で苦しんでいるアジアの子供たちを救え、と日本口唇口蓋裂協会が活動を行っている。

「ベトナム中心に手術待ち多数、現在アジア全体で一万人以上の子供たちが手術されないままでいるといわれている。こうした子供たちを救おうと、同協会では医師団をベトナムへ派遣している」

何ということだろう！　あの児だ。今は医学が進歩して海外医療援助に行くまでになっているということではないか。更に調べてみた。

〈主な活動内容〉

1．ホットラインの設置

2. 海外医療援助（ベトナム・インドネシア・ミャンマー・エチオピア・チュニジア・ラオス・バングラデシュ・その他）
3. 会報の発行
4. 講演会・上演会・総会等の運営
5. 口唇口蓋裂遺伝カウンセリング
6. 遠隔言語訓練システム

さて、ベトナム診療隊の参加者は、総勢四十〜五十人。歯科口腔外科医、麻酔科医、小児科医、歯科衛生士、看護師、医大生、看護学生、一般だという。八月と十二月に分けて医療団の派遣があり、八月は「友好訪問使節団」として一般からの参加を呼び掛けていた。

この目で確認しよう。手術ができて大人になれるという事実を確かめるのだ。そして、永い間引きずってきたあの子の慰霊の旅として、許してもらおう。そう決心して、病院に休暇願いを提出した。夫、娘、母にはそのわけはまだ言えない。ベトナムに行きたいとだけ伝えて、了解を得たのだった。娘は十四歳になっていた。

当時、私は大学附属病院で外科・リハビリ科・ペイン科の混合病棟師長を務めていた。師長がどういう訳かベトナムに行くというので、二人のナースが心配して弥次さん、喜多さん役をかって出てくれ、三人の参加を申し込んだ。全国紙の呼びかけて集まったのが十三人なので、私たちの三人は重みがあったと思う。

一九九四年（平成六年）、初めての訪越は、名古屋からの直行便がなかったので、関西空港からソウル経由でホーチミン市のタンソンニャット空港へ。ここからは、用意された車に分乗して、南西一〇〇キロのベンチェ省ハンヴォンに向かう。

一九九二年（平成四年）、協会がベンチェ省（人口約百三十万人）に調査団を派遣し、活動の拠点となったのがグエンディンチュー病院（ベッド数六百五十床・診療科二十六）である。

私は、その二年後にこの病院に診療隊員として参加することになったのだ。そして、とうとうベンチェ省のハンヴォンに着いた。当時のハンヴォンは、日本の懐かしい昭和の風情。椰子の葉で編んだ「ノン」という傘子地蔵が被るような帽子、裸足の人もいれば、ゴム草履の人もいる。風になびくアオザイ。南部の熱帯モンスーン気候は、日本の真夏の暑さ、突然のスコール。人々が交わすベトナム語は、なんと言ったらいいのだろう。鼻にかかったような声、柔らかいメロディで奏でるような発音だ。

宿泊先のゲストハウスにようやく到着した時には驚いた。銃を持った兵隊さんがいたのだ。一般の人は宿泊できないゲストハウスだ。部屋にあるベッドには、蚊帳を吊ってある。壁にチーチーと鳴くヤモリが張りついているのはまだしも、蚊、ビッグサイズのゴキブリなど、数々の昆虫が出没した。だが、遭遇した隊員の「キャーッ！」という悲鳴にも、段々慣れていった。

さて、現地で確認できたのは、やはり口唇口蓋裂の病気を持って生まれても、生きて行けるということだった。何故なら、人民委員会の呼びかけにメコンデルタのジャングルから検診に来た親子たちは、その病気を抱えながらも生き抜いていたのだ。あ

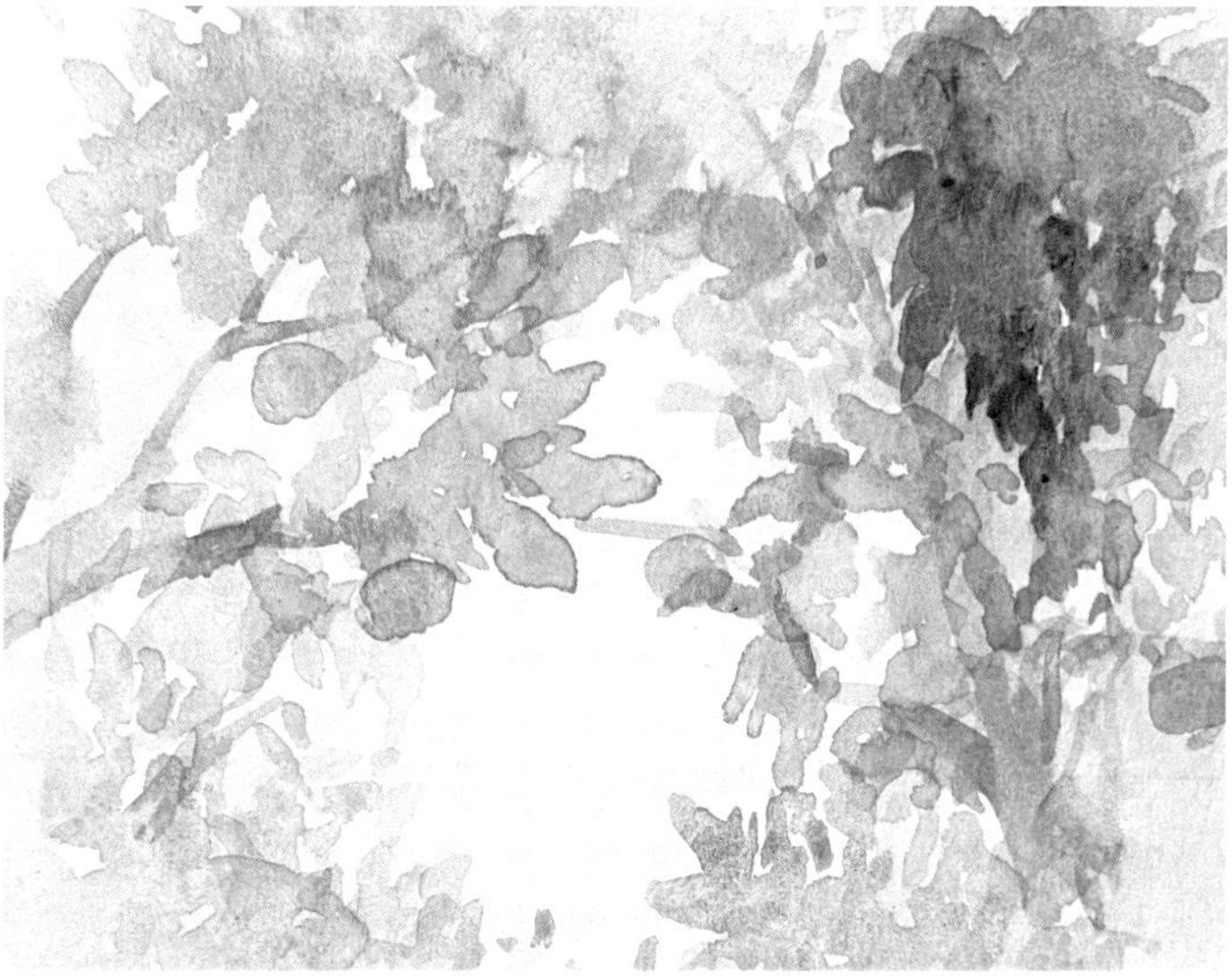

の児と全く同じ症状の子供たちが目の前にいる。走り回っている子もいる。母親に抱かれた乳児もいる。何十人もいる。私は通訳を通じて尋ねてみた。

私、「お母さん、ここまで育てるのにどんな苦労がありましたか？」

母親、「口からダラダラと食べ物や飲み物が流れてくるから、それが大変です」

母親は、その為に子供を死なせなくてはならない発想など微塵もない、屈託のない笑顔を見せた。

後で知ったのだが、日本では口唇口蓋裂児が飲みやすいよう工夫を凝らした哺乳器がある。ミルクの逆流防止弁があり、児の吸う力が弱くても大丈夫だ。そんな哺乳瓶の存在すら知らない当時のベトナムの母たちの苦労、工夫、子らの頑張りを知ることになった。

実際、この子らの発育は、標準より小さかったが、元気だ。診察後のご褒美に貰った日本からのお土産のボールや風船を手にした幼児たちは、そのボールを蹴ったり、風船を飛ばしたりしている。その光景は、夢のようだった。「あの児も死ななくて良かったんだ」と、強烈なメッセージを受けた。

ベトナム戦争でこの土地に撒かれた枯葉剤（ダイオキシン）の影響の有無は、漸く研究が始まろうとしている。うっそうと続くジャングルを見渡せば、胸に迫るものがある。このジャングルが一時は枯れ果てたのだ。

帰国すると、私に次の訪問の診療隊員として手術に関わって欲しいと協会から要請があり、参加することになった。以来二十回の訪越は、果てしない慰霊の旅でもあった。あの児の死は、取返しのつかないことではあるが、逃避せず一歩踏み出すことができたのは、あの児が導いているからだと思えてならない。

―私の役割―

私の役割は、日本から持参する必要品のリストと、現地に保管を依頼する物のリストを作成すること、現地で不足品の調達の手配、手術室管理、隊員や現地スタッフとの円滑なコミュニケーションなどである。三つの手術室を借りて、朝七時手術開始、終了は症例数によるが、夜八時くらいまで、五日間で五十症例前後の手術を実施する。

以前は、自動で水が出ず、術者が蛇口を捻って手を洗わなければならなかったり、蚊や蝿が手術室に入って来たりと大変だった。

しかし、日本の私の病棟の入院患者さんと、ご家族の寄付のお陰で、新しい手術棟が完成し、以前とは比較にならない設備になった。

停電が起きたり、酸素ボンベが空になっても慌てず対処、と言うより、現地の人は誰も騒がない。私の場合、日本で手術中に停電したという経験は皆無だ。まして、酸素不足はあり得ない。

停電が起きた時、日本人の麻酔科医は、冷静に手動に切り替え対処していたが、私は気が気ではなかった。

酸素が止まった時には、外の酸素ボンベを見に走ると、何と空だった。大急ぎで交換。すると手術は何事もなかったかのように進行した。

この「無料手術援助」の隊員は、基本的に有給休暇と、自費で参加する。ほとんどの人が一回だけの参加の中で、数回参加という隊員もいて、現地スタッフと身内みたいな友好ムードである。現地の優秀なスタッフと実際一緒に働いていると、外国にいる事さえ忘れることもある程だ。

また、仕事の合間を縫って現地の関係者とのレセプション、前年度手術を受けた子供の家庭訪問、障害児学校慰問など、手術以外の交流もある。

―ベトナム語を知らなくても―

さて、海外で肝心な「ベトナム語」はどうしたか？　現地の通訳さんが常時五人前後いて、大いに助けられた。

簡単な挨拶、お願い、感謝、数字、どうしても必要な手術室で交わす言葉の張り出し、これに加えてジェスチャーで何とか進行した。表情を読み取ることも大事だ。、痛い、苦しい、喉が渇いた、トイレに行きたい、など。

ある時、リカバリールームで手術の順番待ちの若い母親が、生後半年くらいの赤ちゃんを抱いていた。その児はぐずりっぱなしだ。その児の泣き声にすっかり疲弊気味の母親。私が、身振り手振りで、「ワタシ抱ク、アナタ休ンデ来テダイジョウブ」と言うと、伝わった！　ニッコリ微笑んで飛ぶようにリカバリールームを飛び出した。赤ちゃんは、私に抱かれるとあっという間に眠り、やっとあたりは静かになった。

手術室内での作業以外にも、器具やリネン、衛生材料の手配など果てしない仕事がある。ベトナム語は、発音が難しい。舌を丸めようが、鼻から息を抜こうが違うらしい。そんな中で、一枚の写真がある。日本では絶対ない光景だ。右側に高圧蒸気滅菌機、そのすぐ下の床には七人の現地ナースと私が車座になっている。一人の男性看護師が私に膝枕、周りのナース達が笑いさざめいている写真だ。私がお土産に持って来た日本の「目薬」を、この男性看護師に点眼しているところだ。

通りがかった日本人ナースがびっくりする。「あっ！　日本人が居る？」私のことだ。「ベトナム語話せるんですか？」と。「話せないのよ」と私。「良く間が持ちますね」「私は、人見知りしない方だから」

朝の早い時間八時過ぎだったか、手術棟で作業をしていたら右脇にチクン！　と何かに刺された。明らかにダニだ。その後に強烈な痒みが襲ってきたが、生憎虫さされ軟膏をゲストハウスに置いて来た。丁度馴染みの幹部ナースがやって来たので、手招きして刺されたところを見て貰った。すると、「汗疹（あせも）よ」と言うではないか。私が着ている術衣が綿でなく化繊が入っているからとのこと。いいや、ダニだ！　と言い張る私。

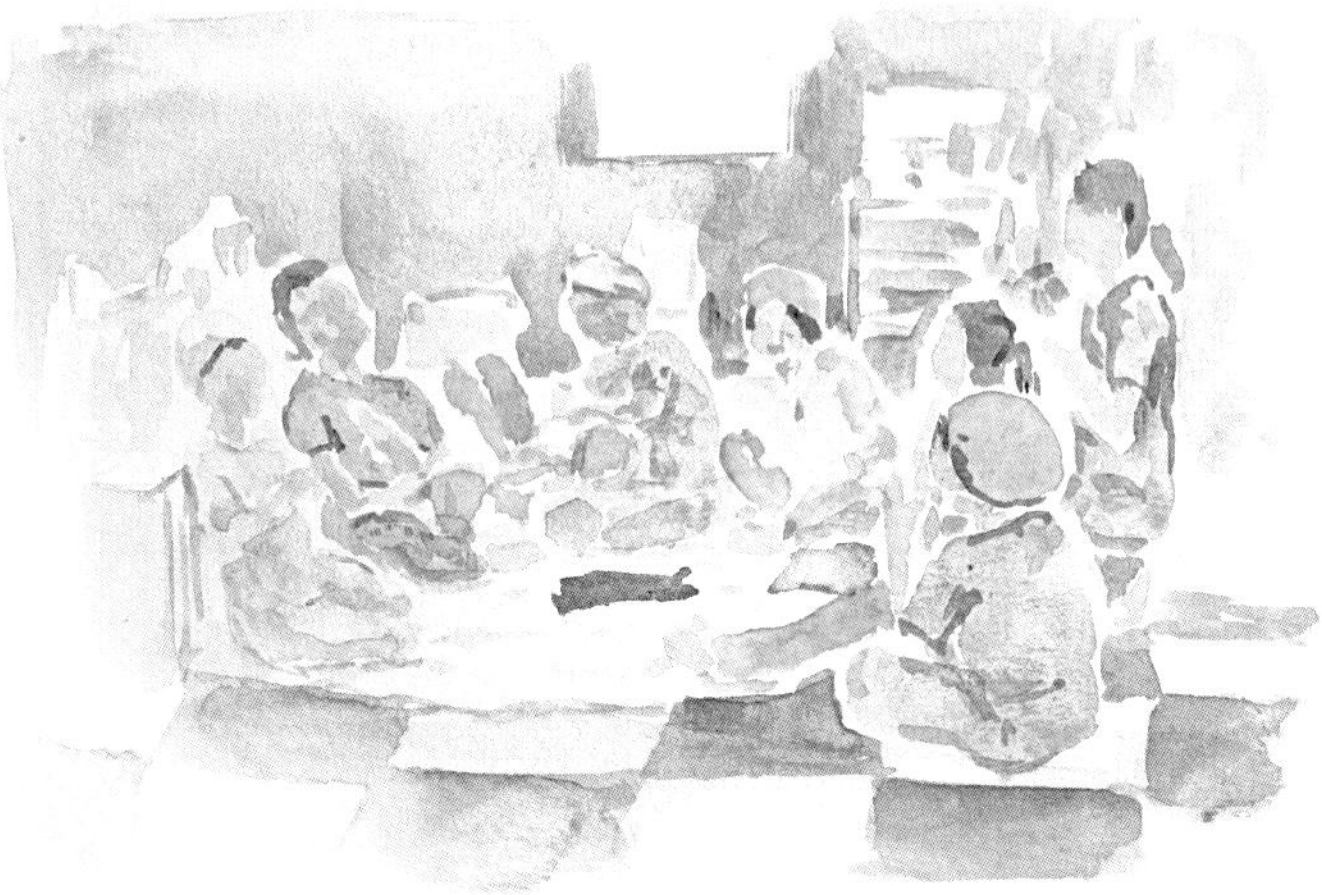

早く軟膏を頂戴と催促する。暫くして彼女は、軟膏の他に現地の綿一〇〇%術衣を手に、笑いながら戻って来た。軟膏を塗ってくれて、術衣を二組もプレゼントしてくれたのだった。今も、この術衣が気に入って大切にしている。鮮やかな現地グリーンだ。

―そして未来へ―

今まで約三十年間、この活動は継続されている。そして、一、五〇〇例の口の病気の患者さんに医療援助が行われた。訪越の度に、ベトナムが豊かさに向かっていることを身を持って感じ、嬉しい。

国境を超えた援助活動によって結ばれた友好である。双方が計り知れない恩恵を受けている。そして未来へ活動は継承されていくと思われていたが、二〇二〇年（令和二年）に始まった「新型コロナウイルス」の猛威で、二〇二一年度（令和三年）は見送られている。参加を予定していたナース達は、声が掛ればいつでも行けるようにと、準備したトランクを手つかずのまま保管している。

ベトナムでの活動の概要については、巻末にある菅野香氏の「ベトナムでの活動」に詳しく述べられている。合わせて読んで頂きたい。

2．東日本大震災ボランティア

二〇一一年（平成二十三年）三月十一日（金）、十四時四十六分十八秒に起きた大規模地震、私はこの時、大学附属病院の看護管理室に居た。そのひと月ほど前から、飛騨高山で震度二～三の地震が続いていて、とても気になっていた矢先だった。

その為、看護管理室にラジオを持ち込んで、緊急地震速報に備えたのだが、実際に警報が鳴ると一気に緊張が高まった。宮城県沖、次いで東京と報じたので、もしや次は名古屋か!? と急いで二階の病棟に駆け上がった。ナースステーション前のラウンジにいた人たちが、何か変？　めまい？　と言い合っている。「これは、地震です！」と伝えると、直ぐに病棟の全室コールのマイクを取った。

「緊急地震速報です。順次看護師がお部屋に巡回しますので、慌てないでそのまま病室にいて下さい」

何しろ、上の階では小児の手術の真っ最中、五十床の病室は満床状態だった。術前、術後の患者さんがいる。めまいのように感じる地震は、程なく収まったが、テレビのニュースで甚大な被害を知る。直ちに始まった救援、ボランティア活動の様子が連日報道された。私も参加したいが名古屋から遠い地域であり、自分自身の食糧と寝袋を用意し、休暇を取らなければならない。到底無理かと諦めた。

ところが、ひと月程経った四月半ばのことだ。飛騨高山の千光寺住職大下大圓さんから電話を頂いた。岩手県釜石市の駒木山不動寺が、ボランティアを受け入れているとの情報だった。ご住職と副ご住職がおられ、お寺なので寝食、お風呂の心配がない。よし、行ってみよう。ただ、一人では心細い。見回すと、丁度フリーになったばかりの親しい看護師が居た！　彼女も賛同し、二人で出かけることになった。休暇を、五泊六日取った。

お世話になる駒木山不動寺は、高台にあり津波の被害は免れたという。しかし、下の川は溢れて、道路を覆ったと聞く。

初日、九時ボランティアセンターに行くと、受付は八時半で終了していた。一日を棒に振る訳にもいかない。一瞬ひるんだが思い直してセンターの職員に声をかけてみた。

「私たちは、看護師です。病院の掃除、片付けなどができます。触ってはいけないものとか、分かりますから」

すると、職員の声が弾んだ。「まあ、看護師さんですか！　ちょっと待ってください。」書類の山から一枚を取り出して、連絡が始まった。そして、休みなしで働いている避難所の看護師の交代要員として即座に行き先が決まったのである。避難所となった体育館には、びっしりと布団が敷かれ、血圧測定も布団を踏みながらの移動で申し訳なかった。主に、医師の巡回、往診の介助で、医師とは互いに初対面ながら意気投合の活動をしていると、住民の皆さんの声が響く。

「流された、ご近所みんな……」

滞在中、「流された」という言葉を何度聞いたことだろう。輪になって、そう、そう、と頷く被災者の皆さん。往診で、玄関を開けると目に飛び込んできたのは、遺影だった。若い女性二人と、その母親か。うなだれているのは、高齢の人ばかり。

ある日、外の空気を吸おうと避難所から出て石に腰かけていると、年配の女性に声を掛けられた。「どこから来たの?」おばあちゃんは、「ありがとね」と言い、避難時の様子を語る。この高台の体育館までの長い坂道、シルバーカーを押していたら、若い女性が車を止めて乗せてくれて助かった！　電柱が倒れ、火花が走っていたと。

「やっと、家のローンが済んだとこだった。ま、いいわさ、一人前に家も建てられたし」

私は、こんな窮地に陥ってなお、明るい方を見据えて生きていこうとする東北の人々の底力を感じた。

広場では、救援物資に並ぶ長い列。日用品、衣類などが整然と並べられていた。道路では、自衛隊の車がひっきりなしに行きかう。感謝の気持ちに溢れて思わず手を振れば、隊員も返してくれる。「東北方面特科隊　災害派遣　第四地対艦ミサイル連隊（八戸）の横断幕の車両もあった。往診に行くことができる道の両脇にはうず高く廃棄物が積まれていても、主要道路は確保されていた。

合間を縫って活動したのは、「医療法人　仁医会（財団）釜石のぞみ病院」である。最上階の九階が避難所になっていた。入院患者さんは避難していて誰も居なかった。依頼されたのは、給食用食材の準備で、お浸し用にほうれん草を茹でること。見たこともないほど大きな鍋で茹でるのだが、茹で加減にかなり緊張したものだ。次いで、エレベーターホールの清掃をしていると、若い女性に声を掛けられた。「どうやったら、ボランティアさんが来てくれるのですか？」私の腕章に「岩手ボランティア」とあったからだ。

今からでも行けますよ！　三陸鉄道釜石線の鵜住居《うのすまい》駅から徒歩十分の「やまざき機能訓練デイサービスホーム」で高齢者の見守りを依頼された。交通手段がない中、ＪＯＣＳ（日本キリスト教海外医療協力会）のネパール派遣医師、楢戸健次郎先生が、車移動を引き受けて下さった。

途中、強風の為、角材が突然飛んできて車に当たってびくっとしたが、楢戸先生は何事もないかのように車を走らせた。ホームに到着し、職員が役所に行っている間、高齢者の見守りをしているうち、昼食の時間になった。様子を見ながらゲストの皆さんの大震災の体験に耳を傾けた。ホームは高台にあり、崖下には押し流された家屋や様々な品が見渡す限り散乱した状態である。崖下の街並みは消えて、被災した人たちが大勢このホームに避難して来たと聞く。庭で、一枚の家族写真を拾う。ホームに届けた。

翌日は海沿いの「新生釜石教会」に行った。ここも、屋根まで津波が襲ったそうである。当時、市街地には、全く人通りがなかった。屋根には、まだ当時の泥の跡が鮮明に残っていた。柳谷牧師と教会の皆さまに見守られて、駆けつけたボランティアと一緒に活動した。往診や、避難所生活の検診、傾聴、片付け、掃除、食事の支度と、タッチケア・マッサージなど多岐に渡る活動である。

僅か五泊六日ではあったが、被災地への想いを幾らかでも伝えることができただろうか。今も続く犠牲者の弔い。ご遺族に寄り添う駒木山不動寺のご住職への尊敬の念は絶えない。

3. 私は看護師です

——職業を名乗るだけで相手を安心させることができる——

白衣を着ている時なら、すぐに看護師だと分かりやすい。けれど、そうでない時はどうだろう。まして、海外ではどうだろう。私は、暮らしの中で結構看護師だと名乗ることがある。それは、気がかりな場面に遭遇した場合である。名乗るのは、怪しい者ではないことを言いたいだけだ。反応はというと、思い込みかも知れないが、相手が安堵の表情になる、と感じるのだ。では、どういう場面だろう。

〔1〕パニック障害の少女

地下鉄を降りたら大きな柱にもたれ、座り込んでいる少女を目にした。そこは行き交う人々に踏まれそうな場所である。「大丈夫ですか？　どうしましたか？」と尋ねる。一瞬相手に緊張感。

「大丈夫ですよ、私は看護師です」

すると少女は言った。自分にはパニック障害があり、今その発作が起きているのだと。「人ごみの中では危ないから、駅長室で休みましょう」と誘導した。駅長室の奥に休養室があるのを知っていた。以前も誘導したことがあったからだ。休養室に着いた少女は、安心して休むことが出来た。

〔2〕乳児を抱くママ

地下鉄の車両の中での話である。乳児を抱いて疲れ果てた表情の若いママが横に座っていた。乳児はぐずる。周囲の人たちが迷惑そうな顔をして母子を見る。ママは困惑気味。そこで声をかける。

「可愛いいですねえ、いま何か月ですか?」一瞬相手に緊張感が走る。「大丈夫ですよ、私は看護師です」

「ああ、そうですか！　今五か月になりました」

「まあ発育の良いこと！　順調ですね」と育児を労《ねぎら》う。途端に話が弾みだす。いつの間にか、周囲が和やかな雰囲気になっていた。

〔3〕透析患者さんとの海外旅行

看護師ということで、勤務先以外の患者さんに付き添って海外旅行に行ったこともある。透析患者さんの一行であった。現代では、目覚ましい医学の進歩により週三回、四時間透析が基本になっている。海外での透析も可能になったので実現した海外旅行だった。行き先は香港で、透析患者さんは、初対面の方ばかり十数名であった。幸いなことに、現地でのトラブルは何も起こらず、透析も旅も順調そのものであったが、看護師が同行していたことで、皆さんが安心して旅行を楽しめたのではないかと思っている。

Ⅶ　あとがき

私が四十代の頃、ふと思い描いた八十歳の自分の姿がある。背中が曲がり、どう見ても老婆だ。付添婦としてどこかの病院で寝泊まりしている。手荷物といえば、唐草模様の風呂敷一枚で済む着替えだけ。雇ってくれた患者さんは、人工肛門でその処置に難渋していた。私は、丁重にその人工肛門の手当をやっている。病棟の看護師達が噂している。「あの付き添いさん、昔、看護師だったらしいわ」と。

ある研究会で横にいた薬剤師が突然話かけてきた。

「水野さんは、あと三回生まれ変わっても、看護師やってるでしょ?」

三回? そうかも。心の中では、こう思った。一回は、看護大学の教授になりたいな。広々とした森に囲まれたキャンパスで、看護学生と談笑している姿を夢見た。

古希を過ぎた今、病気や障害を抱えて生きる人との、多くの出会いに導かれてここまで来たのだと思う。
この本は、「看護師」という職業人として生きて、伝えておきたいことを辿ってみた。文中の患者さんは、全て仮名で、年代や場所も特定できないように配慮した。

これから看護や介護を志す人、現役の看護師、療養を支援する全ての人々、闘病中の人やご家族、そして、こんなことに無縁の人達にも想いを込めた。病気や怪我は、いつ何どきやってきて、順調な生活を脅かすか分からない。心の準備として、一般の方々にもぜひ読んで頂きたい。

出版のきっかけは、看護学生対象の冊子「看護はよろこび」に関わって下さった、中部大学生命健康科学部保健看護学科准教授、江尻晴美先生の励ましが大きい。江尻先生の声掛けがあったからこそ、実現した。
そして、この冊子を本にしたら？　と思いがけない助言を頂いたのは、「つつみ病理診断科クリニック」院長、堤寛先生だった。できるかなあ？　それなら、寄稿文を頼んでみようと声を掛けた友人森本峰子さんは、大学で文学を教える傍ら、ペンネームでエッセイを書く文筆家だった。彼女にお願いし、どういうテーマで何をどう書くか、という所から、ズームを通したディスカッションが始まった。私は、次々と思い出が蘇ると収拾がつかなくなる。そんな時に

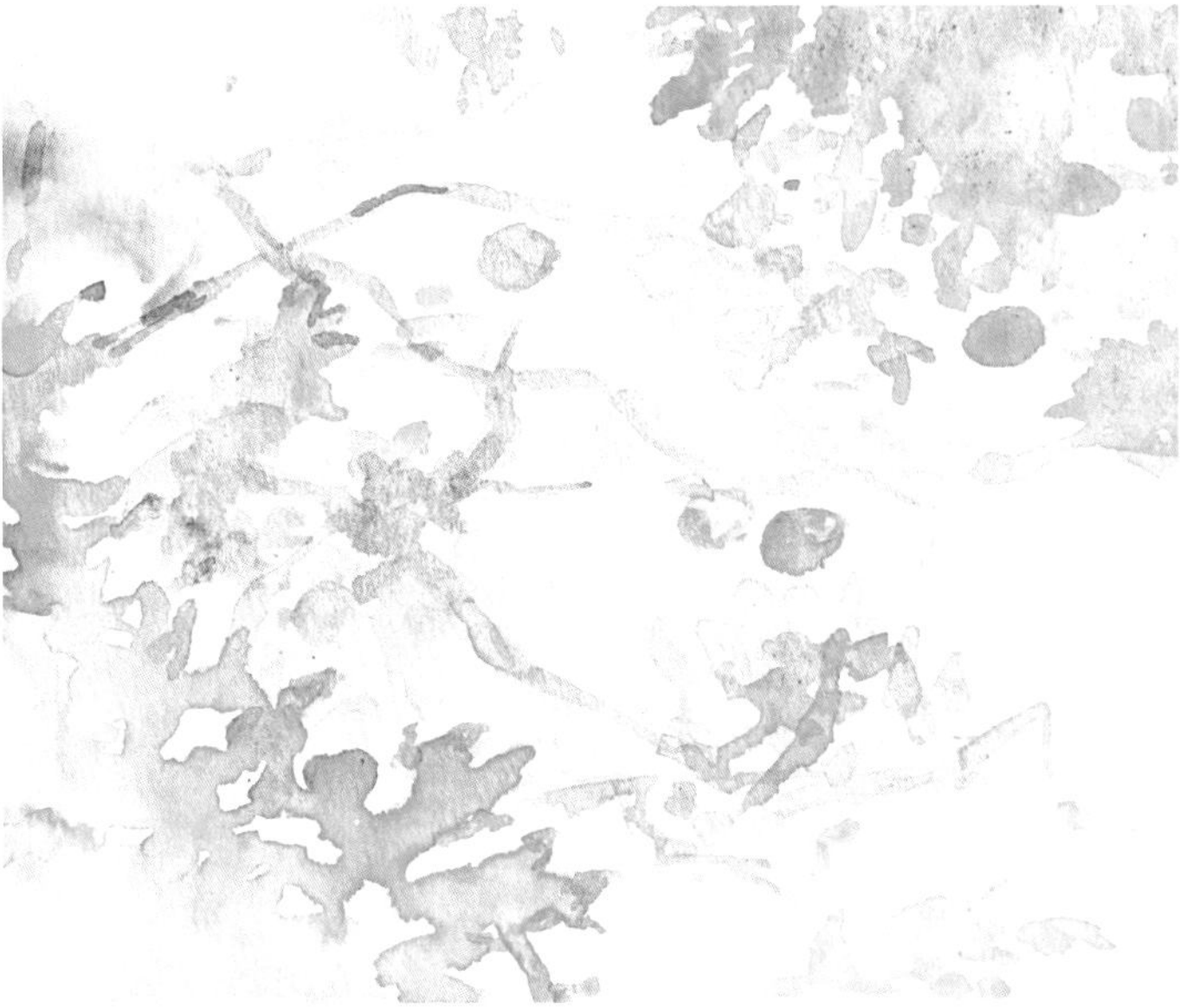

も彼女に軌道修正をして貰ったので、何とかまとまりのある体裁の本が出来上がった。
森本さんの紹介で、日本画家の犬丸宣子さんに絵を描いて頂けることになった。犬丸さんの絵は、まるで私の見た情景を実際に彼女が見ていたかのように、その時の雰囲気までも醸し出している。「コーヒー二つ」のカップから湯気が出ている様子など、その平和なひと時を彷彿とさせる。また、人間の姿を猫に置き換えたことで、ユーモラスなゆとりが生まれたと思う。犬丸さんは、挿絵の他に、ご自分の大切な作品を何枚も提供してくださった。そして、それらの絵は、文字だけでは表せない抒情を心に呼び起

こす。犬丸さんの選画のセンスに脱帽である。

森本峰子さん、犬丸宣子さんなしにこの本は出来上がらなかった。お二人に心から感謝申し上げる。

阪下製作の大作《おおさく》裕之氏にも一方ならぬお世話になった。何度もの修正に快く応じてくださった寛容なお心に感謝しきりである。

そして、何と言っても感謝を捧げたいのは、私の家族だ。現在、私の家族は夫、娘夫婦、二歳の孫の五人家族である。孫は、保育園に行きはじめたばかりの男の子だ。夫は、長く看護教育に関わっていたが、今は医療関係の施設の運営を担っている。家族は皆、海外にしろ、国内にしろ、出かけることに反対せず、「行っていいよ！」と送り出してくれた。多感な年頃の娘を置いて活動に出掛けなければならないこともあったが、同居していた私の母の支えがあったことで、実現したことばかりだ。家族の支えがあってこそ前に進むことが出来た。ありがとう。

だが、私は看護師を卒業したとは思っていない。まだ、私にも何かやれる筈だ。やることがある。中学時代、あの崖下の家の二階に寝転んで、柿の木の木漏れ日を浴びて感じた感覚だ。出掛けよう。何処へ？　必要とされる所へ。

寄稿文

ベトナムでの活動

前北海道大学医学部附属病院　看護師　菅野　香

二〇二〇年九月十四日早朝六時前、水野さんからおはようメールが届きました。

水野さんが以前に執筆した「看護はよろこび」の冊子を本にするので原稿の寄稿をお願いしたいというものでした。私たちが活動を続けている医療ボランティアの「ベトナム診療隊での出会い、現地で活動する中での「看護はよろこび」を書いて欲しいな」とメールの中で水野さんの満面の笑顔が見えました。他ならず愛知のママと慕う水野さんからのお願いです。ボツになる覚悟で原稿に着手しました。

私が水野さんと初めて出会ったのは二〇〇二年十二月末のベトナムのベンチェ省という場所のゲストハウスでした。通訳さんや現地の関係者と楽しそうに話していたのが水野さんでした。ベトナムは初めての私にとってベトナム語はチンプンカンプン（今だにですが）の中「すごいおばちゃんがいる」（失礼！）と驚きました。後で水野さんに聞くと「何言っているんだか私も分からないわよ。言葉が通じなくてもハートでつながっているから大丈夫」というようなことを言ってさらに私を驚かせました。とにかく水野さんの周りにはいつも人が集まり笑い声が絶えません。

ベトナムでの私たちの活動は、口唇口蓋裂の子供たちを中心とした医療援助です。中には六十歳近くの成人の方もいます。私たちが所属している日本口唇口蓋裂協会では医療が受けられない貧しい子供たちの医療援助を行っています。毎年十二月末に日本全国から約五十人の医療者がベトナムに集合し一週間で五十症例近い手術をこなします。早朝から状況によっては夜の九時過ぎまでひたすら手術と術前後の患者を診ます。看護師の参加人数はいつも一番少なく、六～八人でかなりの肉体労働を強いられます。

水野さんは最高齢にも関わらず現地の人だけではなく私たち参加者の癒しの空間を作ってくれています。「今年は体が辛いから参加を迷っているのよ」と六十歳も超えるとさすがの水野さんも弱音を吐くこともありました。でも私は「何もしなくていい！　みんなの見えるところに居てくれるだけでいい！　だから一緒に行って欲しい！」と懇願しました。

なぜ、私がこの過酷なミッションにお金を使ってまで十八年間も継続できているのかと聞かれることがあります。それは、医師や看護師、中には学生さん、現地のスタッフなど職種が異なっても、ミッションに参加している全員の目的は「ベトナムの子供たちの笑顔」だからです。口唇口蓋裂という顔に奇形があっても、貧しい地区のベトナム人にとっては医療を受ける余裕もありません。ボランティアで日本人が手術をしてくれるという噂は貧しい村に伝えられ、手術を受けようと、交通費も準備できない家族はジャングルから一週間くらいかけて子供を病院に連れてくることもあります。子供たちにとって手術は、初めて見る日本人、いきなり取り囲まれ点滴をされ、口唇を縫われ、指しゃぶりも禁止され、など今まで経験したことのない中で、不安と恐怖と痛みが伴っています。でも帰国前の診察の時の子供たちの笑顔はかけがえのない宝物で、中には涙を浮かべて握手を求めてくれる家族もいます。そんな子供たちの笑顔が見たいと思う参加者の気持ちは一緒なんです。だから、どんな苦労も辛くないと思って参加してきていると思います。

そんな素敵な仲間と年に一度会えると思うとワクワクしてベトナムでの過酷な毎日も喜びとなり、「看護はどこにいてもできるんだ」と実感させてくれます。

何より、ベトナムは水野さんと私を引き会わせてくれた場所、そして水野さんは看護師としての自分を振り返らせてくれた人、看護に喜びを気づかせてくれた人、ずっと一緒に看護を続けていきたい大事な人です。お互い年齢を重ね、体力勝負となってきていますが体力が続く限り私は、水野さんの「看護はよろこび」の気持ちを持ち続けベトナムでの活動を続けていこうと思っています。

水野さん！　またベトナムで子供たちの笑顔に再会しましょう。

水野敏子氏に学んだこと

GARO株式会社代表取締役　金丸　直人

「看護はよろこび」このフレーズを聞いて私の看護師としての大先輩である水野敏子氏の人柄が強く、深く伝わってきました。同時に水野氏がとても看護を愛し、人を愛し、今までご尽力されてきた想いが脳裏に浮かびました。

この度「看護はよろこび」の出版にあたり、水野氏から寄稿文を依頼され、私が今まで感じてきた看護、医療、福祉、緩和ケアに関して少し書かせて頂きます。

私は看護師になり二十一年目を迎えます。水野氏には到底及ばないこのキャリア。埋めようもない長い長い時間の中で私自身多くの患者さん、家族との出会いがありました。私は現在、がん・難病専門の緩和ケア施設を運営していますが、二十一年前のある患者さんの言葉が今もはっきりと頭に張り付いています。

ＩＣＵに心不全で入院中、絶飲食を二週間以上耐えていた男性。状態が良くなり二週間ぶりに一日二〇〇㎖の飲水許可が出ました。私は看護師一年目でしたが、五〇㎖の水の中に一㎝の氷を数個入れて冷たくしてお渡ししました。それを一気に飲み干した彼の目から大粒の涙がこぼれました。

そして、「ありがとう。本当にありがとう。冷たい水が来るなんて思わなかった」と言うではありませんか。私の些細な行為が患者さんにとってはとても喜びにつながり、幸せを生み出したのです。そして当時の看護師長から「こういう医療現場では線での幸せは難しいけど、点での幸せは何個でも与えることができるのよ」とニコニコして言われたのを記憶しています。その患者さんの言葉と師長の言葉で、私の看護師としての考え方が大きく変わった瞬間でした。

あれから私は二十一年間の内、約十年をがんや難病の方の看護に取り組んできました。何千人という患者さんと接することが今の私を育ててくれました。

そして私は四年前に独立をしました。施設での緩和ケアの柱として「テクテク、パクパク、ワクワク、ニコニコ、ドキドキ、イキイキ」を合言葉として看護を提供することを心掛けています。

「看護はよろこび」とは反対のことも多々ある医療現場ですが、どんなに辛い状況でもあきらめず、点でも良いから幸せを模索することが、私の身に付きました。小さな、些細なことを一緒に共有できることのありがたさが「看護はよろこび」につながっています。

多くの看護学生や看護師さんが目指す看護とは何か。それは患者さんの幸せ、喜びではないでしょうか。その幸せを分かち合える瞬間は、看護師という仕事をしている時の最高のプレントであり、人として自立と自律できるチャンスと感じております。

「与えている」のではなく、実は「与えられている」という感謝の気持ちが看護する中で感じられたなら、それが本質的な「看護はよろこび」ではないかと感じます。

「看護はよろこび～私へのご褒美」

～妊娠・出産・子育て真最中の人々に出会えて～

助産師　家城　絹代

私の看護人生は、喜怒哀楽の人生である。振り返れば、十八歳の時、自分の人生にあまり希望が持てないまま、看護専門学校に入学した。正直、幼すぎて、何をしたいのか見当もつかなかったのだ。

そのころの私は、学ぶことの意義がわからずに悶々としていた。こんな自分に学ぶ意味があるのだろうかと自問自答していた頃、同じ思いを持った同級生と知己を得た。お互いこれからの人生に不安は尽きず、よく語り合ったものだ。そんな折、看護の先輩と出会った。彼女の話を聞いて、看護を学ぶ意欲が目覚めたのだった。

今から四十七年前、助産師としての仕事に就いた。この仕事には、女性の生涯にわたる健康支援と家族支援という側面がある。妊娠、出産、子育てという、人の生命・生殖に関わる看護の重要性を日々感じている。

妊娠期、そして出産は、命の奇跡と共に、命の壮絶さと躍動感さえも感じさせる。出産の瞬間、いまだにその光景に涙する自分がいる。人の誕生を支える人になれるのは、何と幸せな事か。

しかし、生命誕生までの道のりには、怖さもある。命に携わる看護には、喜びと共に大きな責任も伴うのである。確かに、辛かったこと、悔しかったこともある。忙しくて、ただただ頑張らなければならないこともあるが、それは私の選んだ道だからこそ得られる経験というご褒美だ。

人と出会うと、互いに会話するうちに相手を受け入れて、信頼を得ることが出来る。子育てに迷っている人には、自分自身の力を信じて子育てに取り組むように自信を与えることも出来る。それは、互いにとっての喜びである。こうした、人との出会いが、私を更に一歩前進させ、逞しくしてくれる。

水野さんは、私の三十年来の友、そして同志。これからも、自分の力を信じて看護の道を歩んで行きましょう。人との出会いを大切にして。

私の「看護はよろこび」

看護師　清水　由紀子

私は、ナイチンゲールの看護覚え書の中にある「看護とは、患者の生命力の消耗を最少にするように整えること」という言葉がとても好きです。病気の治療には薬や手術などはもちろん大切ですが、病は気からとも言うように、その人の生命力を回復させるには、それ以外の目に見えないものの力もとても大きいと思うのです。

そんなことはいまさら言われなくてもわかっていると、多くの方が言われると思いますが、実際の医療の中で、それを日々意識しながら、看護に携わることができている看護師はどれくらいいるのでしょうか。もしくは、そんな看護が出来ているのに、そのことに気づかず終わってしまい、看護師自身の喜びや充実感につながっていないことも多くあるのではないでしょうか。

私が水野さんと出会ったのは、がんで余命宣告をされた患者さんの為の病棟でした。そこは、痛みや呼吸苦、死に向かっていくことの辛さ、葛藤など、人生の中でも辛いテーマに向き合わざるを得ない環境でした。看護師として、自分の非力を嘆くことも多々ありました。そんな中で、水野さんの存在は患者さんにとっても、私にとっても大きなものでした。

患者さんの辛さを和らげたい、と日々取り組んでも、努力が実を結ばない時もありました。そんな時には、いつも水野さんのところに走って行き相談しました。辛そうにしていた患者さんが、水野さんがそばに行き、話を聞き、呼吸介助や温罨法《おんあんぽう》をすることで、身体的な症状もやわらぎ表情も穏やかになって眠り出す。それは、私には、神様の行為のように見えました。

私が、水野さんに感じていたのは、いつでもどんな時でも動じない大きな安定感。そしてすべてを受け止めてくれるような穏やかな安心感。それがこの人がいてくれたなら大丈夫という信頼感となっていました。患者さんも、ご家族も水野さんが来ることを心待ちされていた方がたくさんいました。看護されることで患者さんが癒され、癒された患者さんを見ることで看護師が癒される。そんな看護を実践して数多くの貴重な体験をさせてくれたのが、水野さんでした。水野さんは、私に看護の本質を身を持って教えてくれたのです。ありがとうございました。

教科書に載っていない本当のケア　―水野メソッド

ヘルパー　伊藤　明江

私が水野さんに出会ったのは、四日市市で行われた、一般市民向けの緩和ケア講座でした。そこで、呼吸介助について講習を受けました。

講座の翌日、ヘルパー先の末期がんの患者さんに習いたての呼吸介助を実践したところ効果があり、この講座の即戦力に驚きました。

何度か水野さんの講座に通ううち、水野さんが難病施設へ行くのに、同行させていただくことになりました。食事介助、トイレ介助、お話相手等をするボランティアです。

ある患者さんは、呼吸が苦しくて薬を所望していましたが、水野さんが優しく声掛けし、呼吸介助して数分過ぎた頃には、穏やかな表情で眠りについたのです。間近で水野さんの手技を見て感じたのは、水野さんが実践しているのは、ただの技術だけではないことです。水野さんが患者さんに優しく寄り添い、対応するやり方が、患者さんに信頼を抱かせ、手技の効果を上げていることです。

水野さんは、「本当のケアは、教科書には載っていないのよ」と言い、私の肩を優しく叩きました。そうだ、水野さんの手技には遠く及ばなくても、私なりに技術を学んで、患者さんの心にも寄り添って行こうと、強く決意致しました。

そして、私も少しずつですが、患者さんのお役に立てるようになって来たようです。先日、私の働くホスピスで、ある男性患者さんが胸の苦しさのあまり、何度も大きな声で「バカヤロー、苦しい！」と叫んでいました。

私は、その患者さんの所に行って、水野さんがするように、優しい声で「大丈夫よ。声を出してもいいのよ」と言いながら、胸のあたりをさすりました。するとどうでしょう。さっきまで大声を出していた患者さんが静まったのです。そしてとても穏やかな表情になり、私の顔をじっと見て言うのです。「ありがとう、ありがとう」

付き添っていた奥さんは、「こんな顔は見たことがない」とびっくりしていましたが、びっくりしたのは私の方です。「水野メソッド」が功を奏したのを目の当たりにしたのです。

まだまだ水野さんには及びませんが、少しでも近づけるように努力する毎日です。水野さんに出会えたことは、私の宝です。

マジックハンド

友人　森本　峰子

私の住所録に、「マジックハンド」という名前が載っている。水野敏子さんのことだ。まさに、水野さん・イコール・マジックハンドだからだ。

十数年前のある日、名古屋ボストン美術館で絵を見ていた私は、突然腰痛に襲われ、近くのソファに倒れ込んだ。腰の痛みが増していくに連れて不安も増す。どうやって家に帰ろう？　私はその時小さく呻いていたそうだ。

すると、隣に座っていた女性が、「どうしましたか？　おさすりしましょうか？　私は看護師です」と声をかけてくださった。普段の私なら、知らない人に声をかけられたら「いいえ結構です」と答えたであろう。だが、看護師さんという言葉に信頼感を覚え、思わず「お願いします」と答えた。これが水野さんとの出会いだ。

この本の最後の方に「わたしは看護師です」という項があるが、まさにそう声掛けされて、私は水野さんと出会ったのだ。

水野さん（その時はお名前を存じ上げなかったが）は、私の腰をさすりはじめた。そろり、そろり、力を入れないで、優しく、優しく。私は「こんな痛みは、ぐーっと押さなくちゃ」と内心思ったのだが、そんなことを言うのは失礼なので、されるがままになっていた。

ところが、である。さすられると、どんどん痛みが消えていくのだ。消えていくと同時に、何か本当に心地よい気分になって来た。きれいな雲になって空に浮かんでいるような。私は思わず、「死ぬ時に、こんな風にさすって貰ったらどんなにいいでしょうね」と言った。

すると、水野さんは、「そうでしょうね」と、いとも当然のことのように同調するのだ。その時、私は、この治癒能力のある手を持つ人は「タダモノではない」と感じた。

そんなご縁で、お礼がてらにコーヒーでも、とお誘いした。スターバックスでコーヒーを飲みながら、水野さんがホスピスの看護師長をしていたことを知った。薬の効かないような耐え難い痛みに苦しむ末期ガン患者さんの、最後の拠り所が水野さんだった。「患者さんも看護師もみんな私を頼って来るの。でも私には頼る人がいないから、自分で何とかしなくちゃならないでしょう?」と、水野さんは痛みを取り除く能力を身に付けた経緯を語った。

水野さんによれば、リンパドレナージという技術なのだが、それだけとは思えない。

愛知県にお住まいの水野さん、片や私は東京住まい。お互いメールで連絡を取り合うくらいしかなかなか会えなかった。ある時、私はワープロの使い過ぎで「テニス肘」になり、整形外科に通っても一向に良くならない。そこに彼女から東京の築地本願寺で講演をするというお報せ。その時にさすって貰うことにした。

「どこが痛いの？」「ここです」こんな会話の後、彼女が私の腕をさすってくれる。さらさらと力を入れずに。すると、三か月来の痛みが霧散してしまった。あっけなく完治したのだ。

私は、一切超能力を信じない。だが、水野さんのマジックハンドの能力に関してだけは、特別な何かを感じるのだ。

その例として水野さんの恩恵を受けた方、Hさんのことを書いてみる。

八年ぐらい前のこと、私は名古屋から中央線に乗っていた。すると、隣に座っていたおばさんが「これから恵那に藤を見に行くんですよ。今頃満開なの」と声をかけて来た。

私もその藤を見たくなって、同行を申し出、一緒に行くことになった。

満開の白い藤をバックに私のカメラで互いの写真を撮り、住所を交換。東京に帰ってから、その方、Hさんの住所に写真を送ると、お礼のハガキが届いた。

それだけの関係。以降、お互い全く連絡を取ることはなかった。


ところが、恵那に行ってから五年程経った後、突然Hさんから電話がかかって来た。一年前に胃がんにかかり、一切治療をしないでいると言う。手術しても治らない人を見て来ているので、自分は、何もしないで人生を終わらせることにしたのだそうだ。

この頃は腹水もたまり、足もむくんで、もう長くはないと感じる、とのこと。早速お見舞いの品をお送りするために、住所を書く時、何か耳の後ろをくすぐられるような感覚がした。だが、何なのかわからなかった。


Hさんとは、それから何回か電話のやりとりがあった。ある日電話をかけて来たHさんは、いつもの通りの張りのある声だった。ところが、「その時が来た」と言う。来週には、かねてから最期を見届けてくれるよう頼んである病院に入院するとのこと。そこで鎮静剤を投与して貰い、苦しまずにあの世に行くのだ、とHさんは言う。

動揺した私は、「だって、こんなにお元気そうな声じゃありませんか。そんなにさっさと決めないでも」とすがるように言う。するとHさんが、「私は、もう一週間何も食べていないのよ。人間が何も食べないでいたらどうなるかは、わかるでしょう?」ときつい口調で言うので、私は口を閉ざさざるを得なかった。

Hさんは愛知県にお住まい。私は仕事でお見舞いに行けないし、行っても何も出来ない。水野さんなら……。すると、また耳の後ろをくすぐられている気がした。はっとして、水野さんの住所を調べる。

こんな偶然ってあるのだろうか。Hさんは、水野さんと郡名も町名も一緒。つまり、Hさんは水野さんのご近所の住人だったのである。

早速水野さんに連絡して事情を話す。すると、彼女はHさんの家に自転車で駆け付けてくれた。水野さんがマッサージを申し出ると、Hさんはそれを受け入れた。

時間は二十分ほど。その中でHさんは自分の人生を語ったそうだ。良い家庭を築き、娘二人に恵まれ、立派に成長するのを見届けたこと、海外旅行にも行き、見聞を広めたこと等々。申し分のない人生で、もう何も思い残すことはない、と。

水野さんのマッサージで楽になったHさんはその翌日入院され、数日後旅立たれた。

お嬢さんたちによると、モルヒネを投与される前に、Hさんは水野さんに一目会いたい。水野さんは、この世で一番最後に会いたい人だと言って連絡を取るように懇願したそうだ。

水野さんが駆けつけた時には、既に意識がなく、会話は叶わなかったのだが。

たった二十分の出会いだけで、水野さんはHさんにとって人生最後に会いたい、大切な人になったのだ。

私とたまたま電車に乗り合わせて藤を見に行ったHさんが、何年も経ってから私に電話してきた偶然。そのHさんが水野さんの家の近くに住んでいた偶然。それらが重なって、水野さんはHさんが旅立つ直前に人生最後のハイライトを与えてくださった。

水野さんに感謝、そして私がお二人の出会いを橋渡しさせていただけたのは、神様の思し召しかしらと思ってしまうのだ。

今回、水野さんがご本を出版するとのこと、私としては最大のお手伝いをしたいと思うのは当然のことだ。何をどう書いたら良いのか。そんなことを、毎週ズームで話し合った。水野さんの原稿を容赦なく切り捨てたり、直したりするので、私は水野さんに「生け花の師匠」になぞらえられ、ズームが火曜日だったことから、『火曜日のモリー先生』ならぬ、「火曜日のモリモト先生」と呼ばれた。目指したのは、医療関係者でなくても理解できる草稿作りだ。

だが、このズームを通して、水野さんが看護師というより、一人の人間として、患者さんと家族の心に平穏をもたらす努力をなさったことを目の当たりにしたのである。事情があってこの本には載せられないようなエピソードもある。そんなお話を聞けて、水野さんの本に関わらせていただいた喜びは大きい。「死」についてなど考えたことも、考えたくもなかった私は、この本によって少し成長させていただいた。

さて、この本の表紙絵と挿絵に最適な人物を私は知っていた。日本画家の犬丸宣子さんだ。犬丸さんとの出会いも偶然の産物だ。ある時、東京藝大の文化祭に行き、私は、ある絵に衝撃を受けた。美しいブルーの絵だった。後で私がそれを「犬丸ブルー」と名付けることになる、得も言われぬブルーの色調である。「霊的」な物を感じたのだ。

その絵と別れがたくて、何度も何度もその絵の展示のある部屋に舞い戻った。

文化祭後のある日、犬丸宣子さんをグーグルで検索してみると、銀座で二人展をするということがわかった。しかもその日が初日である。

早速銀座の会場に行くと、髪の長い、ほっそりして美しい女性が入口に座っていた。それが犬丸さんだった。私は犬丸さんにあの絵を売ってくれるように交渉。その絵がうちにやって来た時の喜びと言ったら……。後に東北大震災が起きて、別荘に避難する時、私は身一つで新幹線に乗ったのだが、唯一抱えていたのはその絵である。

大学生の犬丸さんにとって、私は最初のお客さんだった。卒業制作の大きな作品は、私が買ったあの小さな絵を敷衍《ふえん》して、膨らませたかのようなブルーの絵。その卒業作品は今、うちの別荘のベッドルームに飾ってある。

犬丸さんは、卒業後大活躍で、彼女の絵がカレンダーや、クッキー缶になったり、有名デパートのエレベーターの内外をラッピングしたり、個展を開いたり……。それを見るたびに私は嬉しい。「最初の発見者はわたしよ」と自慢したい気分だ。

水野さんも、うちの別荘にいらした時に、犬丸さんの絵を見て感銘を受けた一人である。犬丸さんに表紙絵と挿絵を、しかも人物は猫で、という私の提案に、水野さんはもろ手をあげて賛同してくれた。「描いてくださるかしら」と心配しながら。犬丸さんが快諾してくださった時には、二人で喜んだものだ。

犬丸さんの絵は、時として気の滅入るエピソードに、明るい平穏な情景、魂の救いといったものを醸し出してくれた。

マジックハンドの水野さん、そして、絵筆を持てばマジックハンドの犬丸さん、その二人のマジックハンドがコラボして、素敵な本が出来上がったと思う。時には絵だけ見て、「ああ、こういうお話だったわね」と思い出したりして、何度も開いていただきたい本である。

著者

水野 敏子（みずの としこ）

1950年12月4日　宮崎県西臼杵郡高千穂町上野に生まれる。愛知県医師会名古屋高等看護学院卒。開業医の見習い看護婦時代から大学附属病院に至るまで、半世紀を看護師として働く。准看護婦学生時代に「完全両側口唇口蓋裂」児に出会い、1994年より「ベトナム診療隊派遣事業」に参加。2006年12月、ベトナム政府から「児童保護育成勲章」授与。ホスピス啓蒙活動を通じて、多くの人々と交流し、看護の探求に力を注ぐ。現在、「日本臨床心理リハビリテーション研究会 世話人」「日本死の臨床研究会中部支部 役員」「東海北陸ホスピス・緩和ケアナース交流会 世話人」「NPO法人 愛知県難病団体連合会 理事」「えふてーぶる かんご塾 主催」など。

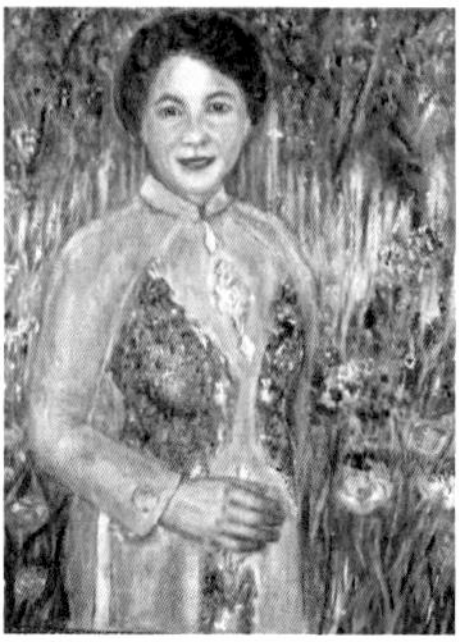

「花園のマジックハンド・ウーマン 水野敏子氏」
森本峰子 画

画家

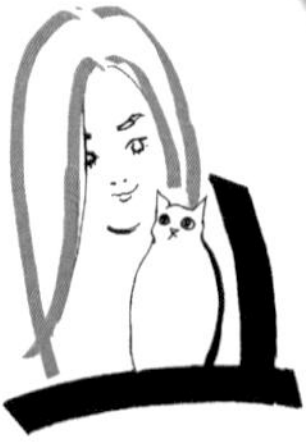

（自画像）

犬丸 宣子（いぬまる のりこ）

1983年 福岡生まれ。
2012年 東京藝術大学美術学部絵画科日本画専攻卒業。
2014年 東京藝術大学美術研究科修士課程日本画修了。
日本画家、イラストレーター。
４匹の猫と暮らし動物や草花を中心に制作。
フリーの作家として依頼やグループ展、個展などで活動中。
ホームページ norikoinumaru.com

看護はよろこび —緩和ケアの現場から

2022年 9 月 1 日　第 1 刷発行
2024年 6 月12日　第 4 刷発行

著　者　水野 敏子

挿　画　犬丸 宣子

発行所　株式会社 三恵社
〒462-0056 愛知県名古屋市北区中丸町2－24－1
TEL. 052-915-5211/FAX. 052-915-5019

DTP組版　大作 裕之(Hermit44)

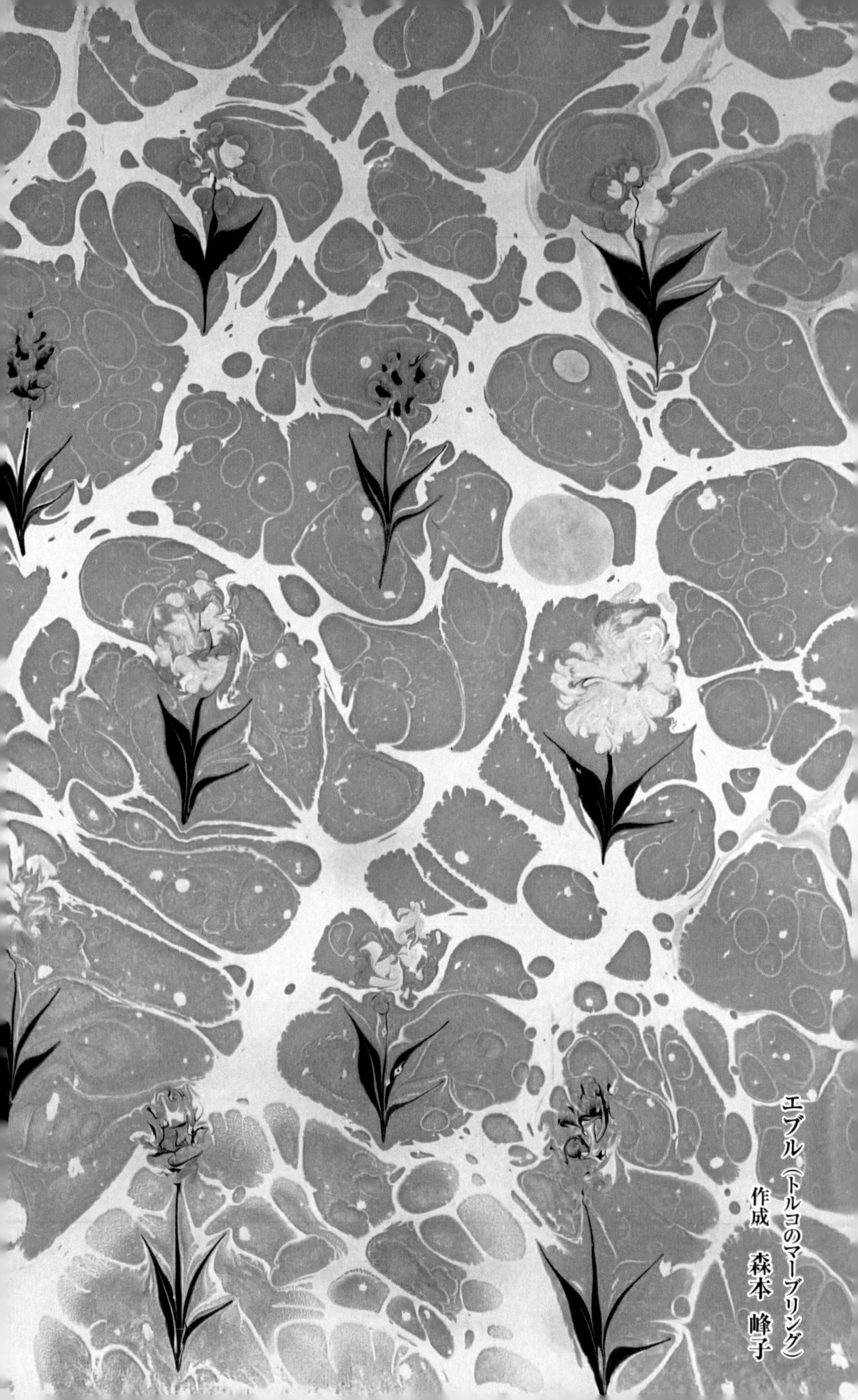

エブル（トルコのマーブリング）
作成　森本　峰子